診断

謎の症状を追う
医学ミステリー

リサ・サンダース 著
松村理司 訳

ゆみる出版

診察室や雑誌のコラム欄、また本書で、
自らの物語を私に分かち与えてくれた患者さんたちへ

目次

装幀　ｍｏｃｏ／橘川幹子

緒言　謎解き

五十歳の女性患者には、診察室の照明が明るすぎるのが耐えがたかったが、何とか頑張って目を開けていた。若い女医が扉をノックし、部屋に入って来て自己紹介をした。患者が悲惨な一週間と、それに先立つ旅行の話をすると、女医は共感し、関心を示した。

子どもたちと一緒に生まれ故郷のケニアへ二週間の旅をして、シカゴに帰って来て以来、彼女は調子が悪かった。里帰りはほぼ一〇年前にしていたが、子どもたちが生まれるずっと前だった。今回は子どもたちも十分大きくなったので、是非とも故郷を見せておきたかったのだ。子どもたちにはすべてのワクチンをきっちりと施し、マラリア予防薬の服用も一日も忘れなかった。彼女は旅行自体もそうだし、自分の愛する故郷への子どもたちの思い出が、病気で台無しになるのは嫌だった。素晴らしい旅だった。しかし、帰りがひどかった。子どもたちは一両日で時差ぼけを克服したが、彼女はそうはいかなかった。

一週間我慢したが、日ごとに悪くなるばかりだった。疲労がたまり、何週間も寝ていない感じ。むかつきも伴った。体は熱く、汗もかき、熱も出ているようだ。体もあちこち痛く、インフルエンザにかかったみたいだった。かかりつけ医に連絡をしたが、あいにく町を離れていたので別の医者を探したところ、奇跡的にも翌日診てもらえることになった。ということで、最初の場面に戻る。

間を置いて、患者はさらにしゃべった。「これは以前に経験したことがあるような感じです」。ケニアに住んでいた七歳のころ、彼女はマラリアにかかったことがあった。彼女には、今の患いはきっとそれに違いないと思えた。

理に適《かな》っていると、女医はうなずいた。マラリアはサハラ以南のアフリカで流行しており、その地域からの帰国者に起きる熱病の最大原因となっている。おまけに患者には過去の経験があり、血液を好む寄生虫による、あちこちが痛むインフルエンザ様の症状がよく分かっている。

それでも、もう少し情報がほしいと女医は言った。これ以外の医学的問題は？ 全くなし。旅行の前は、健康そのもの。常用薬はなく、煙草にもお酒にも無縁。オフィス労働。離婚歴があり、二人の子どもと暮らしている。マラリア予防薬は、旅行の二週間前から毎日きっちりと服用していた。

患者に診察台に移ってもらった。熱はなかったが、その日の早朝にアセトアミノフェン（鎮痛解熱薬）を飲んでいた。少し汗ばんでおり、心拍が速かった以外には特記すべき異常はなかった。

マラリアという診断は、女医にとっても納得がいくものだった。ケニアの一部では、ふつうのマラリア予防薬ではやっつけられないタイプのマラリアがある。マラリアにすでに一週間以上かかっているのだとしたら、至急に治療を始めないといけないと、女医は患者に話した。三日間コースの抗寄生虫薬が処方され、患者はありがたく服用した。やっと回復に向かうのを心待ちにするのだった。

これが診断のふつうの形である。調子が悪くなる。何かがおかしいのだが、一両日は支援を得ずに様子をみる。大概は、ひとりでに良くなる。しかしそうならないこともあり、その時はかかりつけ医に援助を求める。

ここからの謎解きは医者の仕事である。患者の話を傾聴することから始まる。この傾聴によって最も重要な手がかりが得られる場合が、症例の八割近くになる。次は診察だが、これは手がかりを少し増やしてくれる。検査も、診断に一層近づける役を果たす。これらを総合して診断を下すのが医者の仕事である。

医学校に行くまで診断に関して私が知っていたことは、テレビで見たものだけだった。診断とは、絶妙のタイミングでふっと漏らされる、しゃれた言い回しのようなものだった。絶妙のタイミングというのは、ドラマで患者の症状や苦痛が語り出されるちょっと後の瞬間であり、それらの症状や苦痛が追っ払われて、救命治療が施されてゆくちょっと前の瞬間でもある。診断とは謎解きのようなものだと私は思ったし、医者になった晩には容易に解けるものだとも思っていた。

医学校で私は、診断の構成要素の学習に時間を費やした。すなわち化学、有機化学、物理学、生理学、病理学、病態生理学の学習である。そして医学校を卒業して研修医生活に入った頃には、いわゆる「疾病台本」に次々と理解を深めることになった。「疾病台本」とは、病気の症状や変異、進展や消退などを精密に整理して、病像を浮かび上がらせるようにしつらえたものである。これらを記憶して修得すれば、大活躍疑いなしである。急速に家族に伝搬するむかつき、嘔吐、下痢なら、ウイルス性胃腸炎である。インフルエンザの季節に突発する、発熱、体のあちこちの痛み、鼻づまりは、インフルエンザである。しかし同様の症状が、ケニアからの帰国者に見られれば、マラリアの可能性が高まる。症状に接し、そのパターンが分かれば直ちに診断はつく。

幸いなことに、九五％はこの通りであると文献にもある。大概の場合には役立つ技能である。しかし、その他の場合はどうか？　残り五％では、答えが分からないか、間違ってしまうことすらある。

当該の患者は、自分でマラリアだと思った。女医もそう考えた。だが三日間の内服をしたところ、かえって悪くなってしまった。衰弱のために、ほとんど動けなくなった。嘔吐も止まらなくなった。熱もあり、汗もかく。心臓はバクバクと動悸がした。四日間も食べることができなくなり、この二日間はベッドから起き上がることもできなくなった。とうとう女医に連絡したところ、すぐに救急室を受診するように手配された。

救急室の診察では、心拍は速く、血圧は高かった。白血球は危険なほど低く、肝臓に障害がみられた。どう悪いのかが分からなかったので、入院になった。

医者たちの処方した制吐薬には効果があった。しかし数日が経過しても、当初にどうしてそんなに具合が悪かったのかが分からなかった。マラリアでないのは明らかだった。彼女はすでに、三回も血液の塗抹検査をしていた。この検査は、熱がない時に最も陽性になりやすいのだが、三回ともそのような状態で採血されたにもかかわらず、マラリアという恐ろしい病気をきたす寄生虫を見つけることはできなかった。

マラリアではなかったのにマラリア薬が処方されたわけであり、患者の当初の症状は、薬の副反応だったのだろうと医者たちは考えた。なるほどと思えたのは、彼女の症状が少し好転してきたからでもあった。食事摂取ができるようになると、彼女は退院となった。

しかし家に帰ると、患者はまた吐き始めた。一週間は何とか我慢したが、ついに元の病院に足を引きずるようにしてやってきた。医者たちの心配は強く、自分たちの多くが研修を受けたラッシュ大学医療センターに移送することになった。ラッシュの同僚なら謎解きができると、彼らは確信していた。

ラッシュの医者たちは感染症専門医に相談した。感染症以外に何の可能性があっただろうか？一週間の入院中に、とても多くの医者に診てもらい、非常に多くの検査も受けた。嘔吐が治まって食事摂取ができるようになると、彼女は退院となり、感染症専門医の外来患者として経過観察してもらうことになった。しかしその数日後には、当初と同じほど悪化してしまい、ラッシュに舞い戻って来るのだった。

さらに多くの医者が関わり、より多くの検査がなされた。尿、便、血液の検査。ＣＴスキャンやＭＲＩ。肝臓の生検もなされた。結果はすべてが正常というわけではなかったが、明快な診断に辿り着くようなものではなかった。抗菌薬、抗ウイルス薬、抗寄生虫薬が六種類出された。診断が確定しなくても、推定した診断に対して治療を試みることは医者にはできるのだった。しかし、どれも効き目はなかった。ケニアで一体何にかかったのだろう？　彼女を診察したあまたの医者たちは、誰も同じ疑問を呈するのだった。

この不確実さの領域は、医学で最も不快な場所である。何といっても、患者には不快である。苦痛が続き、治療を求め続けているだけでなく、原因すら分からないからである。ひとりでに良くなるのだろうか？　これまではそうではない。これといった検査はないのか？　あまたの検査をしてきたが、どれも結果を出してくれない。致死的なものだろうか？　診断もつかないのに、予後が分かるものだろうか？

ここは、医者にとっても不快な領域である。正しい診断に至るのに、医者が何度も試行錯誤を繰り返すことになる理由の一つは、稀な病気でも、初期にはありふれた病気のように見えることによる。人間の体は、どこか悪いところを知らせる方法を幾つかしか持っていない。いわゆる症状である。しかし、これらの症状をきたす原因は多数ある。これは、文字と単語との関係のようなものである。文字は二六しかないが、単語は何百万にもなる。医学での症状は、何十の単位である。しかし、国際疾病分類によると、診断は九万種類にも及ぶ。

もちろん、一人の医者が九万もの病気を知っているなどということはない——平均よりもずっと多くの病気に通じている医者たちはいるが。稀な病気の可能性が出されたとき、医者の足りない知識を補う方法が幾つかある。一つは、同僚に聞くという昔風のやり方だが、かなり効果がある。もう一つは、ずっと新しい方法であり、周辺頭脳といわれるインターネットに相談するやり方である。

しかし、データがすべてそろっていても診断がつかないことがある。データベースなどに記録されている病気が、生の患者の病気とは全く違って見えることもよくあるのである。一九七〇年代になされた診断関連の最も早い研究で、難しい診断を最もこなすことのできる医者は、その病気を以前に、直接に診察したことがある医者だということが分かっている。個人的な経験は、書物の知識よりもずっと重要なのだ。

数週間にわたって入退院を繰り返した後、患者は家にいたが、衰弱してしまって子どもたちの面倒を見られなくなった。彼女は親友に連絡し、回復するまで自分たちと一緒にいてほしいと頼んだ。いいわよと親友は答え、すぐに荷物をまとめた。アパートに辿り着いた友人は、患者の風貌に驚いた。顔はか細く、土気色だった。唇は青白かった。患者の話を聞くなり、「かかりつけのお医者さんに診てもらわないといけないわ」と友人は言った。「ブラウン先生なら、どうすればよいか分かるわ」。

マリー・T・ブラウン先生は、二〇年以上にわたるかかりつけの女医だった。先生の診療所に連絡したところ、その週の後半に予約が取れた。先生も、旧知のこの患者の風貌の変化にとても驚いた。通常は、年に一度の定期検診で健康状況を確認することになっていた。彼女はいつも健康でたくましかったが、今は全く違う。

　ブラウン先生が診察室に入って来たとき、患者は洗面器に前かがみになっており、鼻を突く吐物の臭いが一面に漂っていた。体重は相当落ちており、顔はやせこけ、目と頬骨が飛び出ていた。左脚が震え、痙攣《けいれん》するのを抑えられなかった。「一体全体何が起こったの」と先生は質問する。

　患者は友人の助けを借りながら、過去何週間かの出来事を詳しく述べた。先生には、患者の病院記録を読むことはできなかったので、分かることは彼女がしゃべることだけだった。ケニアから帰って以来、体調が不良なこと、医者たちは当初はマラリアを疑ったこと、今も診断がついていないこと、人生でこれほど衰弱したと感じたことはないこと。

「診察台に上がれるかしら？」と先生は患者に聞き、友人とともに手を差し伸べた。

　先生は頭部から体系的に診察を始めた。頸部で手が止まった。甲状腺が正常よりもずっと大きいのだ。圧痛はなかったが、大きすぎる。以前にはなく、今回新たに見つかったのは確かだった。

　先生の診察は素早かった。神経反射は著明に亢進している。軽く叩打しても、腕や脚は飛び上がる。左脚はそれ自身の生命を持ったように、震えたり、痙攣したりしていた。「調べ物をしてくるわ。ちょっと失礼」と先生は席をはずした。

　数分後に戻って来た先生は、診断に自信があった。甲状腺機能亢進症。その最重症型である甲状腺クリーゼかもしれない。従来の臨床像にすべてが合致した。頻拍、発汗、震え、かゆみ、頻繁な発熱、体重減少。嘔吐はどうか？　先生が席をはずしたのは、嘔吐が甲状腺機能亢進症の部分症状であってもいいことを確認するためだった。この病気を患う他の患者たちに、稀ながらも嘔吐が見られることを彼女は見つけた。その日の午後遅くに診断は確定され、先生は患者を内分泌専門医に直ちに診てもらうように手はずを整えた。

解決に立ち会ってしまえば、なぜ解決できなかったかが分かる。病気が帰国旅行の際に始まったとする患者の本能が一役買ったのは確かである。自分の症状に対する彼女自身の解釈——熱があって、四〇年前にマラリアにかかったときと同様の感じがする——が、病院の医者たちを誤診に導いていった。もちろん、責任が患者だけにあるわけではない。マラリアでないと分かってからも、医者たちは病気の原因を感染症に限定し続けた。

病院の医者たちは、患者の甲状腺に焦点を当てなかった。甲状腺を見なかったのか？　近代内科学の元祖である哲人医師ウィリアム・オスラー（一八四九－一九一九年）によれば、医者の誤診は、知らないことによるよりも、見ないことによることのほうが多い。一方、甲状腺腫——大きくなった甲状腺に付けられた名前——は米国では珍しいが、サハラ以南のアフリカのようなヨード欠乏地域ではごくありふれている。世界保健機構によれば、アフリカで育った子どもたちの四分の一以上が、甲状腺腫をきたすようになるという。そしていったん甲状腺が大きくなると、ふつうはそのまま移行する。だからケニアで育った女性に見られる甲状腺腫は、平均的な医者には注目に値するものではないかもしれない。しかし患者のかかりつけ医は、大きな甲状腺は新たにできたものだと直ちに見破ったのだ。

このような症例では、迅速な認識や診断ができなくて恐い事態に陥ることがある。しかし同時に、最も注目をひき、啓発するという側面もある。それらは、医者たちが患者のことをどのように考え、知識を応用するかを明示し、さらに「一体どこが悪いのか？」という患者の本質的な疑問に答えるために、医者と患者がどのように協働して取り組むかを提示するのである。

これから展開する症例は、ニューヨーク・タイムズ・マガジンの「診断」というコラムに私が連載しているものである。いずれもが探偵小説と言える。一か八かの勝負のこともあり、危険も大きい。医者は鳥打帽をかぶり、目の前の謎を解こうと努力する。これらの症例を解明しようとすると、台本から外れる診断や、通常の容疑者リストを拒む診断を提示することの困難に出会う。それはまた、私たちの医療行為を導く体制に潜む欠陥、つまり何でも機械を使って診断しようとするときにのみ見えてくる欠陥を明らかにする。

私は以下の各章を、患者が診療所や救急室に送り込まれてくる時の、八種類のありふれた症状で構成している。どの物語も、同様の基本的な症状、つまり発熱、割れるような頭痛、吐き気の発作などで始まるが、ほぼすぐに予期しない方向に飛び立ってしまう。だから症状はごく少ないけれど、診断は非常に多い。

私は本書で、あなた方読者を医者の立ち位置に据えてみたい。医者が見ているものを見てほしい。不可解な病気の分からなさ加減、そしてそれが解ける際の感動を是非とも味わってほしい。

第一章　焼けるような発熱

ほんの発熱だけ

およそ一年前の土曜日の晩のこと、五七歳の男性は、「負け戦になりそうだな」と妻に言った。彼女がずっと劇場にいたころ——二人分の切符は、何週間も前に買っていた——、彼は両手、両膝を使って階段を這い上がり、ようやくベッドに戻っていたのである。厚い毛布を羽織っていたが、体がガタガタするほどのひどい悪寒が襲ってきた。悪寒の身震いの後は突然に発熱し、大量の汗をかいて毛布を蹴飛ばし、それをまた引きずり上げるという繰り返しだった。

また救急室に行かないといけないわと妻は言った。彼女の声には落胆と不安が混じっていた。救急室には、すでに三度も行っていた。何かの静脈注射をしてもらい、ウイルス症候群という診断で帰された。「すぐに良くなりますよ」と毎回言われるのだが、そうはならなかった。

九日前にすべてが始まった。一日目に、理学療法士の仕事を休むと連絡を入れた。熱感があり、インフルエンザかと思われた。大量に水分を摂り、くつろいで、明日は出勤しようとした。しかし、翌日はさらに悪くなった。発熱と悪寒がこのときから始まった。アセトアミノフェンとイブプロフェンを交互に服用したが、熱は下がらなかった。汗のためにシーツがびしょ濡れになり、悪寒のためにベッドが揺れて妻を起こしてしまうので、客間で睡眠をとるようになった。

四日間この状態が続いた後に、初めてイェール・ニューヘーブン病院の救急室を訪れた。実は、すでに異なる感染症で治療をしていた。三週間前に、肘に発赤を伴う腫脹をきたしたので応急手当てのクリニックを訪れ、抗菌薬を処方されていたのだ。一〇日間服用したが、肘の痛みはひどいままだった。クリニックを再診すると、より広域の抗菌薬が出され、それがほぼ終わりかけだった。肘は良くなったが、今度は体のあちこちが痛くなった。

しかし、インフルエンザの鼻腔ぬぐい検査は陰性だった。胸の写真も正常。多分、ウイルス性のものだろうと言われた。彼がすでに服用している抗菌薬なら、細菌性のものであってもやっつけてしまう。症状が止むまでゆったり構えていればよい。それで、もし悪化するようなら再診してほしいとも。

翌日、熱が四一度にもなったので救急室を再診した。救急室は、彼のようにインフルエンザにかかって調子が悪いと考える患者たちでごった返していた。診てもらえるまでに何時間もかかると言われた。がっかりしたので、帰宅して寝ることにした。翌朝、救急室ナースから、今なら空いていますよとの連絡があった。彼は再診を喜んだ。

インフルエンザでないかもしれないが、何かがあるのは確かだと彼は考えていた。しかし、救急医には見つけることができなかった。胸痛や息切れはなかった。咳、頭痛、発赤、腹痛、泌尿器症状もなかった。心臓は、強く速く鼓動していたが、その他の診察では異常がなかった。白血球数が低いのが、ちょっと異常だった。白血球は、急性感染症があると増えるのが相場である。しかしながら、ウイルス感染症では低下することもある。血小板――血塊を作る血液成分――も少なかった。これも、ウイルス感染症で見られることもあるが稀である。

救急医は異常な検査結果を患者のかかりつけ医に送り、そこで継続診療してもらうように言った。彼は時間を都合して、かかりつけ医に診てもらえるように努めたが、予約がいっぱいだった。この数年間で最悪のインフルエンザの季節だった。再度連絡したが、最も早く診てもらえても翌週ということだった。

診療所は、ライム病と、他のマダニ媒介性感染症を探す血液検査を依頼することに同意した。何といってもここは、何十年か前に、ライム病が初めて見つかったコネチカットなのだ。彼は検査室に重い足を運び、かかりつけ医が諸検査について連絡してくれるのを待った。連絡はこなかった。彼の心の中では、かかりつけ医は〝首〟だった。こちらは一週間以上調子が悪いのに、診てくれることもないし、依頼していた検査結果の連絡すらないのだ。

妻が劇場から戻り、ＥＲを再診するように勧めた翌日の日曜日の朝、彼は救急室を再診した。以前の受診歴と検査の異常が、その朝の当番だった医師助手の関心をひいた。彼女は、ＨＩＶから感染性単核球症に至るまで、すべてを探そうと多数の血液検査を依頼した。胸の写真も追加し、広域抗菌薬と、マダニ媒介性感染症用のドキシサイクリンが処方された。熱さましにアセトアミノフェンが投与され、入院することになった。救急室を出ようとしていたときに、インフルエンザ検査が陽性と返ってきた。インフルエンザにはかかっていないと彼は確信していた。これだけ長く続くインフルエンザなんて聞いたことはない。しかし、悪化した際に監視してくれる病院に留まれるのなら、喜んでタミフルを服用してみよう。

その日遅くに検査室から連絡があり、検査の読みが間違っていたとのことであった。彼はインフルエンザにはかかっていなかったのだ。しかしその頃には、他の検査結果が返ってきだしていた。患者の話、救急室で診てもらった整形外科医の診察、およびレントゲン写真結果を総合すれば、肘が原因でないのは明らかだった。ＨＩＶではなく、感染性単核球症でもライム病でもなかった。インフルエンザとともに病院中に広がっていた、他の呼吸器系ウイルスも持っていなかった。入院後二、三日経つと、調子が良くなってきた。熱も下がった。悪寒戦慄もなくなった。白血球も血小板も上昇してきた。回復してきたのは確かである。しかし、一体何からの回復？　血液検査がさらに依頼され、感染症専門医の対診（相応の専門医に相談すること－訳者注）を受けることになった。

感染症研修中のガブリエル・ヴィルシェ医師がチャートを点検し、患者を診察した。マダニ媒介性感染症が最も疑わしいことには異議がなかった。米国北東地域で可能性のある感染症の血液検査は、すでに提出されていた。ライム病、バベシア症、エーリキア症、アナプラズマ症。ライム病は陰性だったけれど、その他の検査結果はまだ返ってきていなかった。症状と抗菌薬への反応から考えると、これらのどれかだろうとヴィルシェは考えた。

それなのに、マダニ媒介性感染症の検査結果はすべて陰性だった。しかし、マダニ媒介性感染症は他にもあり、米国北東地域では稀なものでも可能性は残る。ヴィルシェには、ロッキー山紅斑熱が最も疑わしかった。もっとも、それはロッキー山脈よりもスモーキー山脈にずっと多く見られるのだが。発疹は大半の症例に見られるが、全例というわけではない。ロッキー山紅斑熱はコネチカットでは珍しいが、報告がないわけではない。ヴィルシェはロッキー山紅斑熱を調べるために、またその他の感染症を再検査するためにも血液を提出した。翌日には患者はすっかり良くなり、帰宅もできた。二、三日経つと、彼に連絡があった。ロッキー山紅斑熱だった。

患者にとって不幸だったのは、インフルエンザ流行の真っ只中に、発熱とインフルエンザ様症状をきたしたことである。こうした状況では、何にかかっているのかという問いではなく、インフルエンザにかかっているかどうかという問いになってしまう。いったん否定の答えに達すると、より広範な問いに戻ることは難しい。

回復は厳しかった。ドキシサイクリンは急性症状には効いたけれども、通常勤務量をこなせるようになるには数ヵ月もかかった。要するに、仕事を遂行する精力や根気がなかったのだ。病気のせいで死にかけたと患者は思う。実際、ロッキー山紅斑熱は、すべてのマダニ媒介性感染症の中で最も危険なものであり、最新の抗菌薬を使用した場合でも致死率は五％になる。

ところでもう一つ、彼には確かなことがあった。それは新しいかかりつけ医が必要だということ。そして、それはかなえられた。

居座るインフルエンザ

ジョン・ヘニング・シューマン医師は心配だった。ちょっと心気症の気がある大学時代からの一番の親友は、これまでよく医学的な質問をしてきていた。数週間前にもウイルス性疾患のことを言っていたが、発熱と疲労だけであり、それほど心配なものではなかった。しかし共通の友人から、症状が去っていかないと聞いた今は心配である。シューマンは、すぐにかかりつけ医に受診するようにと親友に言った。

シューマンは数日後、熱が続いていた親友から電子メールを受け取った。彼は入院していた。かかりつけ医に診てもらったところ、お腹のCTを撮るように言われた。CTでは、肝臓にソフトボール大の塊が見つかった。かかりつけ医は、マサチューセッツ州ケンブリッジのマウント・オーバーン病院で、さらに検査を受けるように取り計らってくれた。

アンドリュー・モデスト医師が、担当になった内科医だった。新患を診る前に、彼は電子カルテに目を通した。患者は四〇歳の大学教授で、これまでは健康そのものだった。血液検査では軽度の貧血があり、CTでは塊があった。

患者はベッドに心地良さそうに座っており、膝にパソコンを置いていた。少し青白かったが、それ以外は健康そうであった。「友人たちと家族に、自分の病気について綴っています。かまいませんよね?」と患者は快活だった。

スイスでの会議から帰国後、一週間経って発熱が始まったと、患者はモデスト医師に告げた。発熱は夜にしかこないが、毎晩やってくる。まず熱が出て、数時間後に大量の汗が噴き出るのだった。ひどい場合にはパジャマやシーツを取り替えねばならなかった。咳が出るのもやっかいだった。この一ヵ月で七キロやせたが、新たにダイエットを始めたせいかと考えていた。

診察では特記すべきことはなかった。昨晩は三九度近くになったが、診察時は平熱だった。心拍数も血圧も正常だった。その他にも異常はなかった。

四週間も発熱が続き、体重減少も相当だという事実は、患者が申告するちょっとした食事の変更のせいだとはモデストには思えなかった。感染症かもしれない? けれど、患者は病的には見えない。ループスのような自己免疫病の一種? 何らかの癌? いずれも可能性はある。

彼の肝臓には大きな塊もある。これが熱の原因? あるいは、これはいわゆる偶然発見腫瘍、すなわち何か別の探し物をしていて、たまたま見つかった異常? 大きさだけから言えば、きっと何年もそこにあったと思われる。ではなぜ、今になって熱が出るのか? 肝臓でないとすると、はたして何が原因か? ライム病やアナプラズマ症のようなマダニ媒介性感染症は、このような持続性の夜間発熱をきたすことがある。HIV、結核、肝炎、多数の他の感染症しかりである。

モデストは、自分と一緒に肝臓の画像を点検してくれる放射線医を探し求めた。その放射線医による鑑別診断の第一は、非常に巨大な血管腫、異常だが良性の血管の集積だろうというものだった。しかし、その場合ならふつうは辺縁が円滑なのに、これはそうではないと付け加えられた。さらに、血管腫なら熱をきたさないのが典型的であるとも。

他には何がありますか、とモデストは聞いた。血管腫の悪性型がありますと、放射線医は思慮深げに答えた。血管肉腫として知られ、熱も出すが極めて稀な病気である。内部に何らかの感染症をもつ良性の血管腫の可能性もある。この診断を下すためには、この塊の内部にどのような液があるのかを調べなければならない。膿があるなら流し出して、抗菌薬を開始しなければならない。感染症がないなら、少なくともしばらくは抗菌薬の使用を見合わせることになる。

その日の午後、放射線医はお腹の中の塊に長い針を挿入した。針が肝臓の適所にあることを確かめて注射器を引くと、暗赤色の血液が充満した。血液には膿がないとの迅速な報告が検査室からあり、感染症ではなくなった。モデストは、患者と情報を共有した。熱の原因は不明のままだと患者に言った。感染症内科医がその日遅くに診察に来て、胃腸内科医が週末にかけてやって来る。そして翌週の月曜日には、モデストが戻って来る段取りになった。

その夜、患者は不安になり、ほとんど眠れなかった。翌朝、シューマンに連絡が入った。何度ものＣＴやＭＲＩを含め、多くの検査をした。突かれたり、刺されたりもした。その結果、主治医たちが彼にはないと確信するものが多数あった。癌とは思えない。感染症も見つかっていない。ＨＩＶでも肝炎でもループスでもない。しかし主治医たちは、彼に何があるのかは解明できていない。そして、その不確かさが彼には恐ろしいのだ。

シューマンも心配だった。彼は千六百キロも離れて住んでいるので、親友である患者に会いに来ることができない。さらに、患者は友人たちや家族に宛てすべての検査結果を通知しているのに、シューマンは遠くから見守るだけで、何が起こっているかは未だにつかめていない。もし自分がセカンド・オピニオンの対象だというなら、求められているのは明らかに第三の意見だ。突然、シューマンにある考えが浮かんだ。患者の症状の謎を、他の医者たちに開示したらどうだろうか？　インターネットを使い、医者たちに最もよく読まれているブログに載せて、新しい目や頭脳をこの問題の解決に向けてもらったらどうだろうか？　患者もその考えに乗り気になった。

その日の午後、シューマンは彼のブログ（www.glasshospital.com）に症例を投稿し、さらに有名な医学ブログ（www.kevinmd.com）を運営しているケヴィン・フォー医師にも連絡を取って、同様に載せてもらった。数時間のうちに多数の反応があった。この症例――巨大な肝血管腫と持続的夜間発熱をきたした患者――と同様な一連の報告を指摘したものが幾つもあった。幾つかの症例では、塊の除去だけで解熱が起こっていた。

肝血管腫は、肝臓に見られる最もありふれた良性腫瘍である。大半は小さく、無症状のままである。しかし時には巨大化し、その場合には痛みや膨満感を訴えることが多い。ごく稀には、理由はよく分かっていないが、この患者に見られたように発熱や体重減少、貧血をきたすことがある。

これらの症例報告に接するやいなや、シューマンは診断の正しさを喜んだ。患者も同様だった。モデストは、それらの症例報告を見ていなかった。しかしながら、彼もより伝統的な回路を通ってではあるが、同じ診断に辿り着いた。患者は、前述した胃腸内科医のフレデリック・ルイマン医師に診てもらっていた。ルイマンは何年も前に同様の症例を診ていたので、即座に分かったのである。しかし、この良性腫瘍が本当に熱の原因かどうかは、除去しない限り分からない。除去しても解熱しなければ……。だから外科医に患者を引き継ぐ前に、モデストはできるだけ多くの別の診断の可能性を、しっかりと否定しておかねばならなかった。検査結果はいずれも示唆に富むものではなかったが、週の中頃になってやっと症状は血管腫によるものだろうと確信できて、モデストはほっとするのだった。

四月に血管腫を除去してもらった。術後の回復は想定よりも厳しいものだったが、今は元の自分を取り戻せている。熱はなく、疲労感もない。咳も消えてしまった。

医学の分野では、すべてが分かる者なんていないと医者たちは承知している。医者の知識は、経験と修練と個人的関心とで形成される。途方に暮れた時、医者は自分の共同体に助力を求める。友人や同僚がふつうだが、インターネットならより広い共同体が可能になる。そこでは互いに見知らぬ大勢の医者たちが、医学的好奇心とキーボードでつながり合える。

夜の高熱

「あなたのお母さんが倒れていて、弱っていて起きられないの」と、優しい声で説明してくれる電話がかかった。若い娘は叔母からのその電話を受けて、アラバマ州の農村地帯の隣町に住む、母親の家に急いだ。叔母は居間で、六八歳の姉が裸のままで意識も不明瞭なのを見つけていた。妹の叔母は、姉が病弱になって以来毎日そうしていたのだが、この日も電話をしたが返事がなかったので、心配になって車を飛ばして来たのだった。娘が到着した時にも、母親の意識は不明瞭なままだったが、服はきっちりと身に着けていた。

母親はこの数年間病弱だったが、青白く、やせこけた姿になってしまったのを見て、娘はショックを受けた。母親はこれまで、何度も地域の救急室に運ばれていた。タスカルーサの専門医たちにも診てもらっていた。しかし、どの専門医も彼女のどこが悪いのか、手がかりは得ていないようだった。

救命士たちが母親を救急車に運び込んでくれたとき、娘は、バーミングハムまで連れて行ってもらえませんかと彼らに頼んだ。彼女は前年、三つ子を妊娠した時、バーミングハムのアラバマ大学病院まで八〇キロも移動したのだった。あそこの医者たちなら母親を救えるかもしれない。

バーミングハムの救急室の医者たちが、血圧を上げるために補液をしたところ、患者は少し元気になった。もっと重要なこととして、医者たちは、大学病院の外来で診療を継続するように患者や娘を説得するのだった。

その一ヵ月後、内科の二年次研修医のジョリ・メイ医師は、やせ細った青白い女性患者とその二人の娘に自己紹介した。彼女たちは、持ってきた分厚い診療記録をメイに手渡した。メイはそれを横に置き、後で見ることにした。まず最初に理解すべきは、患者に何が起こっているかであった。

何年も前に始まったの、と患者はメイに言った。ほぼ毎夜、この奇妙な発熱に襲われるとも。歯がガチガチ鳴るような悪寒戦慄がまず起こる。キルト布団を何枚重ねても温まらない。それから突然に焼けつくように熱くなって、汗が滴《したた》り落ちる。体温は三九〜三九・四度に上がる。全身が痛くなり、骨にも及ぶ。発熱と疼痛のためにアセトアミノフェンを常用している。

体温が上がって一時間すると、今度はしんどくなって胃に何もなくなるまで吐き続ける。これがほぼ毎夜起こる。

日中は力が入らず、疲れ、骨が痛くなる。どんな動きにも痛みが伴う。線維筋痛症だと医者たちには言われた。彼女には発疹もあった。じん麻疹だと言われた。痒くはなく、なぜそんなものがあるのかは誰にも分からなかった。お母さんには食欲がないと娘たちは付け加えた。食事のことを思い浮かべただけで吐きたくなるんですと、母親はメイに言った。彼女はこの一年間で三六キロ以上やせていた。

診察すると、患者はやせこけていて服がかなりだぶだぶで、目が異様に大きく、皮膚も相当にたるんでいた。それ以外には特記すべきことはなかった。発熱はなく、発疹もなかった。メイは彼女に、これから山のような診療記録を読み、計画を練るつもりだと言った。

点検してみると、白血球が持続的に上昇しているのが分かった。ふつうは一万以下なのに、彼女の場合は二万近くが二、三年も続いていた。CTスキャンでは、体中のリンパ節が腫脹していた。これらの所見は慢性感染症や癌で見られるものだが、地元の医者たちはどちらも見つけていなかった。

メイは、これまでに患者がかかった医者たちが検査してこなかった病気について考えようと決めた。HIVの検査が必要だった。正式に診断された症例だけでなく未診断例をも含めると、HIVは五五歳以上が四分の一になると考えられており、この年齢層の患者は検査されることが格段に少ない。梅毒も可能性があった。梅毒は「偉大な模倣者」と呼ばれ、気まぐれともいえる病像を呈する。しつこい胃腸症状を考えると、セリアック病の検査も必要になる。血液癌の一種である多発性骨髄腫も外せなかった。これは血液や骨を侵し、五〇歳以上で見られる。

結果が返ってくるのをメイは心待ちにした。HIVではなかった。梅毒でも、セリアック病でもなかった。多発性骨髄腫でもなかったが、抗体という免疫系の一部の値が異常だった。IgM（免疫グロブリンM）として知られている抗体の一区画の値が高かったのだ。メイは患者を感染症専門医に紹介したが、感染症はなかった。腫瘍内科医は癌を見つけなかった。皮膚科医は、メイがすでに知っていたこと——患者にはじん麻疹があり、その理由は分からない——を確認しただけだった。メイはこの難解な症例を、彼女が知る限りの頭脳明晰な医者たちに提示した。病院の廊下を歩きながら、また教育的なカンファレンスの席で。しかし、七ヵ月もの検査や照会や議論の後でさえ、初日以上に診断に近づいたとは言えなかった。

この患者のチャートを開いて、何か新たな対診者の記事や検査結果に目を通すのが、メイの毎週の決め事になっていた。ある日の午後、メイは、フォレスト・ハルスという名の病理学研修医による一一ページの記載を見て驚いた。彼女の知る限り、彼はこの症例には関与していなかった。その記載は、これまでになされた数多くの検査を含め、患者のすべての症状を緻密にまとめたものだった。ハルスは、患者の病名にまで言及していた——シュニッツラー症候群。メイはこれまで聞いたこともなかった。ハルスの記載によれば、稀で、まだよく理解されていない免疫病である。

最新の考え方によれば、シュニッツラー症候群においては、免疫系の最も始原の部分——大食細胞として知られている白血球の一区画——が暴れ出して、体が感染を受けたかのように動くよう指示を出す。体は、発熱と悪寒、食欲不振、インフルエンザ様の体の痛み、じん麻疹、特異的なＩｇＭ抗体の高値で対応する。発症の正確な理由や機序は未だ不明である。

この病気は一九七二年に、フランス人で皮膚科医のリリアン・シュニッツラー医師によって初めて記載された。彼女は、じん麻疹、長引く発熱、骨痛およびリンパ節腫脹をきたした五人の患者を割り出した。これらの症状とＩｇＭ高値とで新しい病気が定義できると、彼女は提案した。

メイはハルスを個人的には知らなかったが、彼のことを聞いたことはあった。まだ研修医だったが、他人の困った症例を見つけて診断を下すことで定評があった。「皆が困っていて、自分に時間があり、努力をすれば答えを出せると分かれば、それに打ち込みたくなるんです」と、彼は私に話したことがある。彼は説明できていない病理学的所見――この症例ではＩｇＭ高値――に取り組むのだった。

ハルス自身も、シュニッツラー症候群のことを以前に聞いたことはなかった。彼は患者の症状に合致する病気を探すために、PubMed（パブメド）というデータベースを利用してこの症候群に出会ったのである。まず彼女の症状と異常の一覧表を作成した。完全な臨床像を得るために、今や電子倉庫に保管されている彼女の早期の電子記録をくまなく探し、彼女の症状が一〇年前には始まっていたことを突き止めた。それから、ぴったりくる病気を探した。この奇妙な病気が出現し始めるまでには何時間もかかった。読んでみて、これだと彼は思った。

ハルスの記載を読んでから、メイはシュニッツラー症候群について調べてみた。この病気をもつ他の症例の臨床像は、彼女にぴったり当てはまった。

診断がついて良かった。というのも、非常に効果のある治療法が最近出現したからである。この病気では、大食細胞がインターロイキン1という蛋白を過剰産生する。

この蛋白は、体に病的に振舞うように命じる。つまり発熱、体中の痛み、その他のあらゆるインフルエンザ様症状をきたすように命令するのだが、これらはシュニッツラー症候群に非常に特徴的である。数年前にある製薬会社が、この蛋白の活動を特異的に抑制する薬を開発した。この女性患者が加入している保険会社が、この新しい、非常に高額の薬の支払いを拒否した時、メイは製薬会社に嘆願し、折り合って、数ヵ月後には供給してもらえるようになった。その薬を服用するとすぐに、悪寒戦慄や発熱は消えてしまった。吐き気や嘔吐、じん麻疹、骨の痛みもなくなった。

病気になってからの人生を振り返ると、患者はなかなか自分自身を受け入れることができない。病気になる前は自分の元気さには自信があり、じっと座っているのが嫌なほどだった。病気になって衰弱し、動くとたまらなく痛くなり、ソファーで、ついでベッド上で動きがとれなくなった近年の年月のすべてが、誰か別人の人生のように思える。

ハルスについて言うと、フェローシップを終えて、彼はアラバマ大学に戻って来た。新しい職を得た彼は、解決しようとすれば持ち前の好奇心と技能を思い切り発揮させるような、診断の最も困難な症例に立ち向かってゆくことだろう。

結婚式で病気に

「あなた、私と一緒に車に乗って病院に戻る？　それとも救急車を呼ぶ？」と、その女性は三八歳の夫に告げた。病院を退院して来てたった一日だけなのに、彼の病気はずっとひどくなっているようだった。彼女は思い切って言うことができなかったが、夫が死にかけているのではないかと心配だった。実際、彼は死にかけていたのだ。

約一週間前の弟の結婚式――コロラドでのいわゆるデスティネーション・イベント――から、それは始まった。飛行機を降りた頃から最悪の気分だった。頭がガンガンした。体中が痛かった。目は腫れぼったく、顔全体がむくんでいた。その夜はベッドに入っても、ごろごろと寝返りを打つばかりで眠れなかった。朝になってベッドから離れると、シーツは汗でびしょ濡れだった。

当初は高山病かと思えた。行楽地は山の中にあって海抜はかなり高く、彼は今までそんな高いところに行ったことはなかった。彼の妻と二人の子どもたちは元気だったが、結婚式に出て高所の影響を受けた者は何人もいた。花嫁介添人の一人は披露宴で失神したし、テキサスから来た伯母も、早めに帰らねばならなかった。

午後の儀式は延々と続く感じだった。タキシードは拘束衣のような感じになり、胸は圧迫され、息も吸いにくくなった。夕食をとる頃には、かなりひどくなった。激しい悪寒戦慄があり、頭はズキズキした。首が痛く、ほとんど飲み込むことができなかった。妻が司会者に、夫が先に祝杯をあげるように頼んでくれた。それが終わるや、彼はホテルに行きベッドに潜り込んだ。

デンバーへ行けば気分も良くなると思っていた。しかし、そうではなかった。高地から海水位のボストンに戻っても最悪の気分のままだった。妻は市内のホテルに夫を置いていくのは忍びなかったが、彼のほうは翌日早く飛行機に乗るために残り、彼女は一時間車を運転して帰宅した。

ホテルで一人になると症状はさらに悪化してきたように感じたので、その夜遅く彼はタクシーでマサチューセッツ総合病院に向かった。胸部圧迫感があったので心電図がとられた。驚いたことに異常が見られ、心疾患集中治療室に急行となった。心臓発作でないことは医者たちには分かっていたが、何かが心臓を障害していた。数多くの検査の後に、心筋の炎症である心筋炎があると告げられたが、原因は分からなかった。原因探しが続くことになった。心筋炎はウイルス感染で起こることが多い。しかし細菌感染でも起こることがあるので、医者たちは連鎖球菌などの原因細菌を探したが、見つけられなかった。コロラドの農村地域で、マダニ媒介性感染症にかかったのではないかとも心配された。いずれの検査も陽性ではなかったので、四日後には退院することになったが、念のためドキシサイクリンという抗菌薬の服用を一週間続けることになった。

帰宅した彼は、快方に向かうのを願ってベッドに入った。妻には確信がなかった。翌日、夫の顔をのぞいて見て、あまりにもやつれているので彼女は驚いた。青白く、汗ばんでいるのは、コロラドの山中にいた時のようだった。悪寒と発熱も戻ってきた。彼の頭痛はあまりにひどく、前日にはその痛みで思わず叫びそうになったほどだ。それは彼女がこれまでに見たことのない事態だった。マサチューセッツ総合病院へ戻る一時間の運転を考えると、ひるみそうだった。そこで彼女は夫に、病院に行かなければならないと言い、居住地ニューベリーポートの一町だけ離れた、地域病院であるアンナ・ジェイクス病院へ車で連れて行くことに決めた。

アンナ・ジェイクス病院に着いた時は夜も遅く、救急室はひっそりとしていた。患者が待っている小個室への入り口を、ドメニク・マルチネロ医師がノックした。妻は予期していたので彼を見上げたが、彼女の顔は極度の消耗でこわばっていた。患者はストレッチャーの上でじっとしていた。目はくぼんでおり、あたかも最近食事をとっていないかのように、皮膚が顔から垂れ下がっていた。声は小さくかすれており、唾を飲み込む毎に彼の顔は苦痛にゆがみ、唇がぐっと締まった。夫妻が一緒になって、過去何日間かの出来事——結婚式、発熱、頭痛、首と喉の痛み、ボストンでの四日間の入院生活——を詳しく話すのだった。

たしかに複雑な臨床像であり、心筋炎という診断をどう理解すればよいのかマルチネロには分からなかった。ともかく今は患者に胸痛はなく、あるのは頭痛と頸部痛、喉痛だけだった。医者は迅速に患者を診察した。患者の皮膚は温かく、汗ばんでおり、頸部は特に右側が硬く、圧痛があった。検査を体系的に推し進めていくことを、マルチネロは夫婦に告げた。先ずは頭部の、次いで頸部のCTスキャンを撮り、それから腰椎穿刺（脊椎穿刺）を行いますと。これらの検査のうちどれかが答えを出してくれるだろうと、マルチネロは楽観的だった。

頭部ＣＴは正常だった。腫瘍も血栓もなく、頭蓋内圧亢進もなかった。頸部に圧痛があるので、そこには膿瘍があるのではないかとマルチネロは疑っていた。正しい疑問だったが、結果は想定通りではなかった。小さな膿瘍はあった。しかし、もっと厄介なことに右側の内頸静脈に血栓があったのである。それはレミエール症候群という稀な感染症の徴候であり、マルチネロにはそれまでに見た経験が一度だけあった。

レミエール症候群は、一九三〇年代にアンドレ・レミエールによって最も適切に表現された。彼はフランス人の研究者であり、それまでに診断されなかった状態の二〇症例をまとめて報告した。喉痛を訴えることから始まり、ついで内頸静脈に血栓が生じる。血栓は壊れることが多く、細片――それぞれが、感染症を起こした細菌の幾割かを含む――は、細菌を体のいろいろな場所に運ぶ。肺が最も多いが、骨や脳、その他の臓器のこともけっこうある。この感染症は典型的には、フゾバクテリウム・ネクロフォラムという稀な細菌によって起きる。どの細菌によって起きようとも、抗菌薬のなかった時代には、レミエール症候群はほとんど死の宣告であった。今の時代でも、致死率は一八％になるという。

この患者の場合は、血液培養の結果によれば、連鎖球菌性咽頭炎というずっとありふれた、あまり恐くない病気から始まっている。連鎖球菌性感染症自体は、この国では毎年何百万という症例があり、喉や皮膚をやっつけるのがふつうである。ほんの短い時間、これらの細菌は周囲組織に侵襲し、この患者に見られたような致死的な病気をきたすことがある。この患者のレミエール症候群も心筋炎も、連鎖球菌性咽頭炎が暴れ出して起こった。この種の侵襲性感染症は抗菌薬で治療しなければならないが、マダニ媒介性感染症も否定できないとして処方されたドキシサイクリンは、連鎖球菌性咽頭炎をきたす種類の連鎖球菌、つまり化膿性連鎖球菌には効き目がないのだ。この細菌については、マサチューセッツ総合病院でも検査されていたのだが陰性だった。なぜかは分からないが、精度百%という検査は残念ながら存在しない。患者がアンナ・ジェイクス病院にやって来たときには、細菌が血液の中にあって、かなり容易に見つけられたのである。

マルチネロにこの患者の病気の本態が分かってみると、この小さな地域病院では患者を世話する準備がないことが不安に思えた。呼べば応じてくれる専門医もいない。マルチネロは、姉妹病院であるボストンのベス・イスラエル・ディーコネス病院へ患者を移送する手はずを整えた。

患者はその病院で、幾人もの感染症専門医や耳鼻咽喉外科医によって綿密に観察された。六週間抗菌薬を続け、さらに血栓が大きくなったり飛び散ったりしないように、一定期間の抗凝固剤も開始された。何ヵ月もかかったが、患者は完全に回復した。振り返ってみると、喉が痛かったことを思い出すのだが、それは悪寒戦慄や発熱や頭痛に比べると大したことではないように思えたと、彼は私に語ってくれた。「実は喉痛が主たる出来事だったのに、それは脇のことかと思っていました」と彼は言う。恐ろしい経験をしたので、夫婦はこの病気について懸命に勉強したのである。連鎖球菌を真摯に受け止めよ、これは今や家訓となっている。

忘れられた引き金

患者は七十歳代後半のちょっと目立つ女性で、顔には年齢とタバコによる深いしわがあった。白髪で、淡い青色の目をしていた。だが、まず目につくのは皮膚の色だった。コネチカットの二月だというのに、彼女の顔と両腕は、日焼けしたように鮮やかな深紅色なのだ。目の前に立っているインターン医を見て、「やっと戻って来たの?」と患者は不満げだった。

インターン医は一歩前に出た。二〇歳代後半で、自信ありげで率直な彼女は、「はい、奥さん。回診チーム全体で戻って来ると言いましたが、今到着しました」と答えた。促されて、患者は自身の物語を繰り返した。それまでは何ともなかったのに、二、三日前に「とてもひどくなり」、力が抜けて、体中が痛くなった。「それからこの発疹と寒気が出たの」と彼女は言い、トイレに行かなくなっていることにも触れた。かかりつけ医に連絡し、息子に病院に連れて来てもらったのだった。

救急室での体温は三九・三度だった。血圧は収縮期が八〇台と極めて低く、心拍数は多かった。ストレッチャーに横たわっている患者は疲れた顔をしていた。口唇は渇き、おかしなことに舌を突き出そうとすると、その努力が大きすぎるかのように舌が震えるのだった。呼吸は穏やかで、肺に雑音はなかった。お腹は柔らかく、圧痛もなかった。

患者の顔と両腕の発疹は一様に赤かったが、診察して私たちに分かったのは、胴体と背中はちょっと違っていて数多くのごく小さな盛り上がりが見られ、その周囲は小さな赤い輪になっていることだった。発疹が全く認められないのは、手のひらと足の裏だけだった。「痒くて、もうたまらないわ」と、彼女は掻きむしりながら不満の声を上げた。

「すこぶる健康」と本人は言うが、患者には相当多くの医学的問題があった。四年前に禁煙していたが、ほぼ生涯にわたる喫煙歴のために重篤な肺疾患があった。冠動脈疾患もあった。先月は肺炎にかかり、入院していた。

患者は服用薬を列挙した。心臓用のベータ遮断薬、アスピリン、ニトログリセリン、肺用の吸入薬、だが新たなものはなく、彼女はこれらのすべてを何の困難もなく利用していた。

この症例ほど病気がひどいと、すでに血液が採取されて検査室に送られているのがふつうである。だから回診チームが診察した際には、患者の白血球数が高く、腎臓が全く機能していない証拠があることが分かっていた。

医学には、哲学から借りたものだが一つの原則がある。それは観察した現象は、できるならば最も簡単に説明されるべきだということである。その意味は、患者に見られるすべては一つの診断で説明されるべきだということになる。

無駄を削り落として、診断を最も簡素で最も洗練されたものにするこの技術は、オッカムのカミソリと言われる。医学の喜びの一つなのだが、この症例ではなかなかうまくいかなかった。どうしてか。患者には熱があり、血圧は低く、白血球数が高かった。その組み合わせは、違うと証明されない限り感染症を意味する。しかし感染症だとすると、発疹がうまく合うだろうか？それから腎機能の悪化をどう考えるか？

発熱も発疹もきたすような稀で重篤な感染症が幾つかある。毒素性ショック症候群がその一つで、もう一つがロッキー山紅斑熱である。しかし、この患者は病んではいるが、それら二つの感染症のいずれかを患っているほどひどいようには見えない。それらはもっと急速進行性であり、致死的なのが特徴である。彼女の生命徴候は異常だが、病院到着以来落ち着いている。さらに言えることは、発疹が明らかに痒みを伴っていることだ。それら二つの感染症なら、そういうことはない。

危険なほどの低血圧をきたす重篤な感染症が腎機能を停止させるのは、腎臓に十分な血液が供給されないからである。しかし私たちの患者の場合、不快で疲労しているのは見てとれるが、思考はしっかりしている。ということは、血圧は低いけれども、脳などの重要な臓器に血液を送り出せないほどではないということになる。思考ができるなら、尿を作ることもできるはずである。なのに、彼女にはできていないのだ。

私たちは患者に輸液をしたが、二、三時間経っても尿は出てこなかった。しかし、輸液で血圧は正常になっており、このことは重要な変化だった。発熱と低血圧の組み合わせはたいていの場合、感染症を意味する。血圧は正常で発熱だけなら、感染症だけでなく他にも原因はある。

ということで患者の症状は、私たちを少し違った方向に向かわせることになった。彼女にはこれほどの高熱、痒みを伴う発疹、それに印象的な腎機能不全がある。もしも感染症でないのなら、はたして他に何があるのだろうか？

発熱をきたす非感染性の原因のうち最もありふれているのは、少なくとも病院においては薬剤である。多くの薬剤、特に抗菌薬は、一種のアレルギー反応——発熱や時に発疹も伴う——をきたすことがある。しかし、私たちの患者は新たな薬は飲んでいなかったし、常用薬で候補になりそうなものはなかった。重症の関節炎の中には発熱をきたすものがある。さらには発疹や腎障害すらきたす場合もあるが、彼女の身体診察では関節炎の証拠はなかった。癌——最もよくあるのはリンパ腫——も、発熱をきたすことがある。しかしこの時点では、悪性腫瘍を示唆する所見は何もなかった。

回診チームは患者のベッドサイドに戻って来た。もう遅くなっていた。ちょっとしわが寄った服を着た疲れた感じの男性が、患者の横に座っていた。彼は、自分は息子だと名乗った。一人の若い研修医が直ちに、母親が新薬の服用を始めたようなことがないかを質問した。「いいえ、最近はありません」と、はっきり否定された。研修医は、母親と息子に対して、彼女の具合が悪い原因ははっきりしないと説明した。「感染症はおそらくあるのですが、腎臓がどうして機能していないのかが分かりません」と言った。

私たちがその場を去ろうとしたとき、息子がまた語り出した。「母は先月、痛風の薬を飲み始めましたが、それが新たなものだということはないですよね」。

それは痛風発作の予防に非常に効果を発揮するアロプリノールという薬だったが、アレルギー反応を起こすことでもよく知られていた。息子にとっては新たな薬とは思えなかったのだ。患者自身は服用していることを忘れていた。回診チームにとっては、この発症時期は正にぴったりであり、アレルギー性間質性腎炎として知られている薬剤の副作用の典型例であった。古典的三徴といわれる発熱と発疹と腎不全を伴った、この稀で複雑なアレルギー反応によって、患者の症候はすべて説明できた。この診断を確定するためには腎臓の生検が必要だが、まず間違いあるまい。臨床的な組み合わせ感は上出来だった。

これは医学で最も満足のいく瞬間の一つである。患者の症状が複雑なために、それらをいろいろなやり方で組み合わせることはできるが、簡素で洗練された一つの解答はないと思える場合がある。人間とその生活のように、診断も複雑で厄介なことが多い。しかし時には、病歴と症状と徴候が突然一体化することがある。断片的な情報を得た途端にパターンが認識できて、診断に至るわけである。患者は完璧な診断を得、医者は診断できた喜びを得る。

私たちの患者の腎臓は障害され機能しなかったので、人工透析が開始された。腎生検で私たちの診断は確定され、透析は数週間で済みそうだった。副作用をきたしたアロプリノールを中止すると、彼女は急速に改善した。

週末には、彼女は見違えるようになった。熱は下がった。皮膚は真っ赤でなくなり、発疹の名残りとしては幾つかの引っ掻き傷だけになった。彼女が配膳食に文句を言いだした時、そろそろ帰宅できそうだなと私たちには分かった。

命取りインフルエンザ

中年男性とその妻が、冬の午後遅く、ロードアイランド州ウェイクフィールドにあるサウス・カウンティ病院の部屋に入って行くと、窓越しに陽光がたっぷり注いでいた。男性の母親は九三歳になる小さな女性で、乱れたベッドカバーの中にぐったりと座っていた。三人の兄弟姉妹の末の弟が、母親が死の病いにかかっていると知らせてくれたので、彼らはミズーリ州のセントルイスからやって来た。ふだんは活動的なのだが、今はしゃべらず青白くなっている母親を見た彼は、持参してきたスーツを、やはり葬儀のために着なければならないだろうと危惧した。

母親はこの病院におよそ一週間入院していたが、症状はその一週間前に始まっていた。ちょっと疲れたと気づいたのは、土曜の朝だった。昼までには寒気がし、かぜ気味だった。体全体が痛くなり、特に背中がひどかった。発熱も伴った。隣人が救急室に連れて行ってくれた。その事情について母親はよく覚えていないが、二人は二、三町も離れた病院の救急室に辿り着いた。そこでは症状の原因を探すために採血され、CTスキャンが撮られた。何も見つからなかったので、背中の痛み用の薬が処方され、帰宅となった。

火曜には、かかりつけ医のところに行った。彼はささっと診察し、救急室の記録を点検した。

これ以上追加するものは特になかった。近隣に住むもう一人の息子（前述の末の弟――訳者注）とその妻が、母親の家に泊まり込み始めた。母親が心配だったからだ。一人住まいで、いまだにストーブ用の薪を割り、どこへでも車を走らせる自立心旺盛な母親が、体調が悪くなって救急室へ行ったということは、医者たちが何と言おうと彼女が重篤だということであった。

数日経っても良くならなかったので、母親を車に乗せ、彼らのよく知っているサウス・カウンティ病院へ向かった。

サウス・カウンティの医者たちも、母親に何が起こっているのかは分からなかった。彼女は体調が悪かった。疲れていて、背中には激痛があり、全身に力が入らなかった。見かけ上も辛そうだった。青白く、弱々しかった。診察では、体温は高く、血圧は低かった。体の多くの部分に淡い色の発疹があり、そして息子を最も驚かせたことだが、彼女は意識が不明瞭だった。しかし、感染症の指標としての白血球数は上がっておらず、医者たちも明らかな感染源を見つけることはできなかった。幾つかのありふれたマダニ媒介性感染症の徴候は、血液検査ではなかった。胸のレントゲン写真は正常だった。腹部超音波も正常。何らかの細菌が生えてこないかをみる血液培養の検査も提出された。彼女は入院することになり、経験豊富なナース・プラクティショナー（処方することもできる上級看護師）であるキャロライン・ジェンクスの世話を受けることになった。

ジェンクスは感染症があるのは間違いないと思ったので、数日間かけてそれを探すことにした。脊椎の膿瘍を疑ってＭＲＩを依頼したが、それはなかった。胆嚢も慎重に評価された。そこに炎症が起こると熱が引き起こされ、背中に走る痛みもきたすからだ。二、三日経って、胸のCTスキャンで肺炎の可能性が示唆された。対診を受けた感染症専門医のフレッド・シルバーブラット医師は、そのわずかな所見が彼女の症状の原因であるとは思わなかった。しかも、患者の熱は下がり出していた。それでもやはり、彼女に広域抗菌薬を開始することにはシルバーブラットも同意した。

ついに医療チームは、患者が回復しているという重要な証拠を握った。熱は下がり、血圧も正常化した。背部痛も治まってきたのだ。しかし、すべてがそうであるとしても、母親が本当に回復してはいないことが息子には分かっていた。彼とその妻は、夜も昼もずっと交代しながら付き添っていたが、元の母親には全く見えなかった。彼女はやはり体調が悪く思われた。抗菌薬を服用しても、疲れて力が抜けたままであり、ほとんどしゃべらなかった。この末弟がメリーランドの姉とミズーリの兄に連絡して、臨終になるかもしれないと言ったので、家族は故郷に駆けつけて来たのだった。

弱々しくなった母親は、兄が入室してきても目を開けなかった。彼は前かがみになってベッド上の母親にキスし、彼女の上体を起こした。ムササビの熱は出ないのと、彼は軽い調子で聞いた。前年秋に、母親の屋根裏から、この厄介なげっ歯類を皆で力を合わせて駆除したことに触れたのだ。駆除業者が屋根裏から捕獲したその生物を捨てに行く途中で、耳の大きな赤ちゃんって何て可愛いんでしょうねと、あのとき母親は言った。母親がいつもの上手なユーモアを囁いたような彼のこの冗談に、彼女は少し微笑んだように思えた。だがこの冗談を言った時、彼は突然ひらめいた。すなわち、誰も解明できないこの奇妙な病気に、ムササビが何か関係するのではないか？

奇妙な考えだったが、兄はその関連づけに勇気づけられて、病院のコンピューターを見つけ、オンライン検索をした。最初の頁は、ほとんどが害虫駆除業者の広告だった。しかし、その後に手がかりが見つかった。ＣＤＣ（疾病対策センター）からの短い論文で、ムササビと流行性発疹チフスとかいう病気を関連づけていた。さらに読むと、発疹チフスの症状――発熱、体の痛み、発疹、意識不明瞭――は、母親のそれにそっくりなのが分かった。しかし、発疹チフスは稀な感染症だった。この四〇年間に、ＣＤＣへの報告例は百例に満たなかった。それでも兄は論文をコピーし、キャロライン・ジェンクスを探しに行った。母親の家には、かつてムササビがはびこっていましたと、彼は説明した。ジェンクスは、その考えにとても関心を寄せた。患者の症状の原因を見つけようとした検査はすべて、うまく結果を出せていなかったのだ。彼女はその論文をシルバーブラットに見せた。患者の症状、暴露歴、そして抗菌薬がほとんど効かないことを考えると、彼にもこの診断が完全にぴったりだと思えた。彼はこの感染症についてもう少し勉強してから、適切な抗菌薬であるドキシサイクリンを開始し、診断確定のために血液をＣＤＣに送った。

流行性発疹チフスは、昔からある病気である。中世以来、この感染症の周期的な大流行は、何百万人もの人々を殺してきた。第一次世界大戦のちょっと後にもロシアで大流行が起こり、三百万人の人々が死んだ。この感染症は、ヒトシラミへの接触でうつることが多い。近代的な公衆衛生は、感染症とシラミのどちらをも著明に減少させた。米国では発疹チフスの大半の症例は、ムササビへの暴露から起こる。細菌がどのように移動するのか。すなわち、それらを隠し持つげっ歯類から、感染対象の人間までの経路はよく分かっていないが、ここでもシラミが活躍する。ムササビのシラミには人間をかむ傾向はないが、暴露の際に、シラミの排泄物の中の細菌を人間が吸入してしまうからだと考えられている。

新たな抗菌薬が開始された二四時間後には、患者はリハビリテーション施設に移された。数日内に、彼女は元のように活動し出した。自分はこれまで、病者と末期患者用に指定されたフロアに置かれてきたと腹を立てた。ここは自分のいるところでないのは確かだと、彼女はちょっと耳を貸す者には誰にでも説明するのだった。もっと健康な患者のフロアに移動しない限り、決して改善し出すことはないとも断言する。

数週間後には帰宅できるまでになった。検査結果が返ってくるのにも、同じほど時間がかかった。やはり発疹チフスだった。母親が回復する間にも、子どもたちは害虫駆除業者の手はずを整えて、戻って来ていたかもしれないムササビをすっかり除去し、可能性のある再侵入口をすべて封入してもらった。

家族は、患者と彼らが住む世界についての重要な情報源である。家族は通常、診断をつけることはないが、医者たちが考えもしないような問題に対する答えを提供できることがある。この症例に即して言えば、患者のムササビへの暴露と関連感染症が分かったことが、彼女の命を救った。

発疹チフスは、治療されないと致死率は三〇％にもなるし、超高齢者は最大のリスク対象である。

何年か経ってこの女性に、いかがですかと声をかけることがもしもあれば、彼女は直ちに絶好調よと答えるだろう。というのも、自活できる時間が多ければ多いほど、彼女は気分が良くなるからである。

第二章　お腹が痛い

耐えがたい数々の出来事

耐えがたいひどさの胃痛がやってきては一、二時間続き、やがて消失するのだった。「僕は、このままではやっていけません」。患者は背が高く、やせこけた十代後半の男性。髪は黒みがかった角刈りで、顔には不安の表情を浮かべ、静かだが切迫感のある話し方をした。「胃の痛みはとてもひどいのです。どうなったのか分かるまで、大学へは戻れません」。

若くて細身の母親は、さも不安げにうなずいた。「あまりにも長く続きすぎです」と、彼女は口を出した。胃腸内科医のキラン・サクデフ医師も同感だった。たしかに長く続きすぎている。

患者は三ヵ月前に、初めてサクデフに診てもらいに来た。彼はその時、このひどい腹痛を二、三ヵ月毎に経験すると言った。鋭い痛みであり、休止期はなかった。発作中は、食べることも歩くこともできなかったし、立っていることすらほとんどかなわなかった。それから二、三日経つと良くなってくるのだった。何がその痛みをもたらし、それがなぜ消退するのか、彼には分からなかった。しかし、この痛みはほぼ一〇年間も続いており、彼はそれが止むのをひたすら願った。

　息子は一一歳で虫垂炎破裂を経験したが、すべてはその後に起こってきたように思えると、母親はサクデフに話した。二度も手術を受け、ほぼ三週間入院した。一ヵ月ほど経って、息子はこの不可解な痛みを初めて経験した。当初は、ひどい痛みがくるたびに救急室に駆け込んだ。そこでの医者たちは、何が悪いのかを一度も解明できなかったので、しまいには家で対処するようになった。何年か後で特にひどい発作があった時、母親はもう一度、息子を救急室に連れて行った。そこの一人の外科医が言うことによれば、虫垂炎によって瘢痕《はんこん》ができて、それが時々消化管を閉塞して痛みの発作をきたすことがあり、それは腹部の手術に割合つきまとう合併症だとのことである。外科医は、その瘢痕組織を除去する手術を勧めた。その手術を受けてわずか一ヵ月も経たないうちに、以前と同じほどひどい痛みがまたやってきた。外科医は困惑しきりだった。「先生は私に、食物繊維を十分に摂っていないからではないかと言いましたが、そうではないのは分かっていました」と青年は言う。メタムシル（食物繊維のサプリメント）を試し、食事への含有量を増やしたのだが、痛み発作が止むことはなかったのだ。こういった度重なる出来事を乗り越えて、彼は高校を卒業し、大学生活に入った。

家を離れて大学に入っても痛み発作は続いた。そこでの最初の二年間は、実際に教室にいるよりもベッドで苦しんでいる時間のほうが多分長かったと、彼はサクデフに語った。しかし、彼は決意していた。痛み発作に自分の活動を制限させまいと。

足や手に時々腫れをきたす正体不明の食物アレルギー以外には、患者に罹病歴はなかった。そのアレルギーに対しては、抗ヒスタミン薬を服用していた。タバコや酒はやらず、違法薬物の使用歴もなかった。診察では、やせているだけで異常はなかった。腹部は平坦で、筋緊張も良好であり、痛みや触診上の異常もなかった。ルーチンの血液検査も正常だった。ごく最近に入院した時のＣＴスキャンでは、異常があった。腹部臓器の外側に液体が認められたのである。救急医たちには、どう理解すればいいのか分からなかった。サクデフにも分からなかったが、そのことは痛みの原因が何であれ問題は患者の腸管にあって、患者の思い過ごしではないことを意味した。

最初の診察では、サクデフは過敏性腸症候群を疑った。食物やガスやストレスといった正常な刺激に対して、腸管が過剰に反応する病気である。ふつうは間欠的で、痙攣性の痛みをきたす。そこで痙攣を予防する薬を出したところ、先週まではとてもうまくいったのだが、ついに病院を再診するはめになってしまった。ＣＴスキャンでは、腹部に遊離の液体が再度認められた。そしてまたもや、症状は迅速に消えてしまったのである。四八時間以内に退院となり、翌週にはサクデフに診てもらいに戻って来た。過敏性腸症候群ではなかった。ではたして何か？

医者たちが診断の技術ないし科学について語る時、二つの異なった過程に分けて考えることが多い。一つは、パターン認識である。つまり患者を診て、何かの病気の症状や徴候だと分かり、そこでその病気だと診断するわけである。確定のために検査をする場合もあるし、しない場合もある。いずれにしても、解決できて満足である。

もう一つは、それ以外の患者群、つまり既存のパターンのいずれにも合致しない症状をもった患者たちである。こういう症例においては、私が話した多くの医者たちは、患者の最も目立っていると考えられる症状に基づいて、可能性のあるいくつかの診断を優先度を加味しながら下すことになると言う。それは個々人の経験、それぞれの教師たちの経験、さらには読んで得たものを通して築き上げた個人的な優先度である。

サクデフは間欠的に起こるこの激痛に焦点を当てた。消失は急速であり、発作と発作の間は全く正常である。彼女が先ず考えたのはクローン病だった。これは免疫系が誤って腸管をやっつけてしまう、炎症性の腸の病気の一種である。成人早期に起こるのがふつうである。次の可能性はセリアック病だった。グルテン腸症ともいわれ、小麦の成分であるグルテンに対する不耐症である。患者には何らかのアレルギー歴があったし、セリアック病は一過性の胃痛発作を起こすことがあるのだ。これら二つの病気を診断するためには、小さなカメラのついた細い管を患者の胃腸に通して、特徴的な所見を生検する必要があった。最後に、腸管を時に閉塞する何らかの瘢痕組織の可能性が残っていた。バリウムという濃厚な液体が小腸を通過するのを見るバリウム検査が予定された。瘢痕組織による何らかのねじれがあれば、映し出される仕組みである。数週間にわたってこれらの検査が実施されたが、結果はすべて正常であった。

サクデフは私に、この時点で常識的なやり方を止めねばならないのが分かった、と言った。患者に何があるにせよ、ふつうのものではない。手と足の腫れという奇妙なアレルギーについて考えてみた。以前は胃の問題とは関係がないと思っていたが、関連があるのではないか？　アレルギー様腫脹をきたす稀な遺伝病、つまり遺伝性血管浮腫によって、これらすべての症状が生じたのではないだろうか？　腫れは手と足に起こるのがふつうだが、胃腸管に起こることもあり、腹痛をきたすことになる。サクデフは患者の血液を送り、この稀な疾患を調べることにした。

三週間かかって血液検査の結果が返ってきた。遺伝性血管浮腫だった。この遺伝的に異常な病気では免疫系が過剰反応をきたし、局所の腫脹が起こる。CTスキャンで見られた液体も同じ異常によるものだった。十分には理解されていないが、腫脹発作は腹筋運動のやり過ぎとか、熱い砂地を歩いたとか、あるいは心理的なストレスなどできたした損傷——小さなものでも——から誘発されると考えられている。この患者の場合も、腫脹が主として腸管に現れたのは、早い時期の虫垂炎によって脆弱になっていたせいかもしれない。

サクデフが患者に連絡をとって事実を話した時、彼はしばらく無言だった。「ちょっと待ってください。遺伝性のものなら、僕の両親にはどうしてないのですか？」と彼は尋ねた。その通りだった。血液検査の結果、彼の両親にはこの病気の遺伝的証拠はないのが分かったのである。最近報告された遺伝性血管浮腫の全症例の四分の一は遺伝性のものではなく、新たに突然変異が起こったものであると、サクデフは説明した。家族の中でこの病気になったのは彼が最初だったが、もし子どもをつくるのなら、彼が最後というわけにはいかない。彼の子孫のいずれもが、彼からこの病気を遺伝する確率は五〇%になる。

大学に戻る前に、彼は蛋白同化ステロイド――筋肉増強剤の一種でもあるので、運動選手には禁止されている――の治療を受けた。まずほとんどの場合に、この種の腫脹を予防できるからである。後になって、彼と話したことがある。彼は一年以上にわたって発作は出ていなかった。今は好調だが、将来が心配だと彼は言った。「子どもをつくるかどうか分かりません。この病気を伝搬させたくはありません。愛する誰にも」。

魚が原因？

カートランド・マー医師は夜明け前の静寂の中で、一人の青年がストレッチャーに横たわっているのを見つけた。彼は患者がとても健康そうに見えるのに驚いた。なぜなら彼は一年次研修を通じて、この時間帯にニューヨーク市ブロンクスのヤコビ医療センター救急室に来る患者は、重篤なことが多いということを学んだからである。

薄いチャートによれば、患者が救急室に来たのは歩行に支障があるからだった。頭痛があり、力が入らずフラフラしていたが、生命徴候と当初の血液検査は全く正常だった。上級研修医が、患者のチャートをマーに手渡しながら言った。「謎なのよ。彼に何が起こっているのか分からないわ。頭部CTが要るとは思うけれどね」。

患者は二八歳だった。自分の誕生日を祝うために、ガールフレンドと一緒にバハマにいた三日前までは元気だったと、彼は言った。長い日中を水泳とシュノーケリングで楽しんだ後、二人は評判の良いレストランに行こうと決めた。二人とも海鮮料理を注文した。彼女はレッドスナッパー、彼はバラクーダを食べてから、踊りに外へ出かけた。ダンスフロアで踊っていると、腸を切り裂き、息ができなくなるような激痛に突然襲われ、彼は体を前に折り曲げた。よろめきながらトイレまで歩いた。痙攣性腹痛と下痢が、次から次とやってきた。そのうち止むだろうと思ったが、そうはならなかった。仕方がないのでホテルに戻ることにした。

行楽客でごった返している通りを歩きながら、小さな細菌で誕生日が台無しねと、ガールフレンドがからかった。だがその時は、ただただ横になって眠りたいだけだった。ベッドに入っても眠りに就くことができなかった。熱で体中が痛く、痙攣性腹痛と下痢でトイレに駆け込み続けたからである。とうとう彼はガールフレンドを起こして、病院に行かねばならないと言うのだった。

嘔吐が始まったのは、バハマ病院の小さな救急室にいる時だった。摂取した食物をすっかり吐き出してからも、長いこと容赦のない吐き気に苦しめられた。その夜は検査をしたり、治療を受けたりだったが、それも痛みや吐き気で中断した。ただ幸いにも、その程度はゆっくりと軽減するのだった。バハマの医者たちは、患者のベッドサイドに何度も足を運んだ。熱感があり、お腹をちょっと抑えただけで耐えがたい痛みがあった。虫垂炎？　肝炎？　それとも食中毒のきつい例？　ＣＴスキャンは正常だった。血液検査では、肝炎や他の感染症の徴候はなかった。吐き気止め薬で嘔吐は止み、下痢は良くなった。

多分食中毒ですと、一人の医者が消耗し切った患者に言った。食中毒の大半は、大腸菌、サルモネラ、黄色ブドウ球菌といった取り込んだ細菌によって起こる。海鮮料理関連の食中毒は、腸炎ビブリオというあまり有名でない細菌によって起こることが多いが、この細菌ならふつう加熱調理で死んでしまう。寿司を食べていませんか？　いいえ、よく加熱したものばかりですとガールフレンドは請け合った。医者は肩をすくめた。一般に、細菌がどれかを詮索してもあまり意味がないのは、どの細菌であっても治療法は同じだからだと、医者は二人に説明した。最も大事なことは、脱水にならないように留意することであって、彼は十分な水分補給を受けていた。

翌朝までには、患者の状態は少し良くなった。抗菌薬と吐き気止め薬の処方箋をもらって、ホテルで養生することになった。二日間は眠りこけた。そしてとうとう、思い切って出かけてみるまでに回復した。服を着たときに、手の動きがぎこちないように感じた。足はというと、まるで眠っているようだった。止め具が小さいために、ずり動く絨毯の上を歩いている感じだったのだ。

食べられるかどうか、彼には自信がなかった。ガールフレンドはジュース売り場でスムージーを買い求めた。その果実飲料は美味しそうな匂いがしたし、お腹も空腹からかゴロゴロし通しだった。彼は一口飲んだが、すぐに吐き捨てた。本来は氷のように冷たい飲み物なのに、ストーブからじかに取り出したもののように感じたのである。凍る冷たさではなく、煮えたぎる熱さだった。もう一口すすってみた。口の中が焼けるようだった。熱すぎて飲み込めなかった。この時点で、患者はもうたくさんだと決心し、二人は間もなく飛行機でニューヨークに戻って来た。ガールフレンドを家で降ろし、彼は一人でヤコビ医療センター救急室にやって来た。

患者が話している間、マーはメモをとっていたが、この奇妙な冷熱逆転に触れた時、思わず息をのんだ。「分かりましたよ！」と彼は叫び、患者が話すのを止めた。「分かりましたよ！」と声をあげながら、彼は混み合っている廊下を通り、指導医や上級研修医たちが腰かけている場所に駆けつけた。「頭部のCTは要りません。シガテラ中毒です」。

シガテラ中毒は、熱帯の海水中の岩藻で育つ微生物が産生する、シガテラという毒素に汚染された魚類を摂取することによって起こる。その毒素は脂肪に蓄積されるため、その濃度は食物連鎖が上昇するごとに増加する。すなわち汚染藻を食する小魚から、サメ、スナッパー、ハタ、バラクーダといったより大型の捕食魚へ、そしてさらに人間という消費者へと食物連鎖は上昇する。食中毒をきたす他の多くの毒素と違って、この毒素は無色・無臭であり、加熱調理によっても破壊されない。

この病気は、キャプテン・クックが英国海軍艦船レゾリューション号に乗って南太平洋探検に行った時、それに参加した乗組員の中に軍医の友人がいたのだが、彼によって一七七四年に初めて描写された。この乗組員のジョン・アンダーソンは、熱帯の海洋で釣った大きな魚を食べた何人かの船友が訴えた症状を記録した。「顔や頭が熱く、紅潮し、激痛がある。目まいも伴い、脱力もひどくなる。口や喉が痛く、彼らの表現によれば、焼けるほど熱い」。それから急速に吐き気、嘔吐、下痢が多くの者に起こるのは他の食中毒と同様だが、これらに続くのが、問題の患者が経験したあの奇妙な神経学的症状だった。無感覚、チクチク感、奇怪な冷熱逆転といった感覚の変容が最もよく起こり、最も特徴的なのだ。毒素は時に心臓に作用し、心拍が極端に少なくなったり、不整になったりする。致命的になることはまずないが、有効な治療法はなく、症状は何週間も、時に何ヵ月も、さらには何年も続くことがある。

すばらしい診断だねと、年配の医者がマーに言った。だが、どうして分かったのかね？　それは簡単でしたとマーは答えた。彼は数ヵ月前に、シガテラ中毒の家族のケアをしたのだ。家族全員が、クリスマスの晩餐にバラクーダを食した。彼らが数時間後に病院にやって来た時には、吐き気や嘔吐や下痢は終わり、あの奇妙な神経学的症状に移行していた。彼らのことをマーが忘れることはない。

マーは患者の部屋に戻った。不意に出て行ってしまったことを詫び、病気とその原因について説明し始めた。この中毒の病理は未だに十全には解明されていないが、最新の考え方は次のようである。毒素が神経を覆う保護鞘を傷つけ、その保護鞘が腫れてしまい、本来保護するはずの繊細な組織を圧迫してしまうのだと。

「先生方に言われるまでもなく、それは魚、つまりバラクーダに違いないと僕には分かっていましたよ」と、患者は悲しそうに私に話した。バラクーダは最近になって、この毒素のよくある発生源として認められるようになったし、ＣＤＣ（疾病対策センター）は最近、この魚――特にカリブ海で採れた場合は――を食さないように警告を発している。今日では、シガテラは熱帯の脅威に留まらなくなった。米国では、フロリダ、テキサス、南カロライナ――ごく最近では北カロライナすら――の沿岸の海水が十分温かくなって、かつての熱帯の微生物をも受け入れることができるようになったので、シガテラ中毒は魚類関連疾患の最もありふれたものの一つになっている。

カリブ海から帰って六カ月以上経っても、彼は完全には回復しなかった。病気の当初の数週間で九キロも体重が減ってしまったが、食べることはできるようになった。しかし時々、無感覚と脱力がやってくるのだ。ため息をついて、彼はしゃべる。「それにしてもあの魚はおいしかった。たくさん食べてしまったのですよ」。

悪い胃の憎悪

一九歳の女性を乗せたストレッチャーは、アリゾナ州トゥーソンのバナー大学医療センター救急部へ急いだ。患者は歯をくいしばり、口を閉じ、両腕を堅く脇にくっつけていた。

前日の晩、彼女は母親に電話をかけ、今吐いていて胃がたまらなく痛いのと言った。テキサスに住む母親は、救急室に行かなくていいのかどうか聞いた。大丈夫ということだったので、翌日の近医の予約をするように勧めた。しかし翌朝、母親が、娘から聞いていた予約時刻を念のため知らせようと連絡をしたところ、返事がなかった。心配になった母親は、トゥーソンのアリゾナ大学の学生である姉娘に電話をして、妹を訪ねてくれと頼んだ。妹は寮の浴室で倒れていて、意識はなく、吐物にまみれていた。流し台は水が流れっぱなしで、その近くで電気歯ブラシが音を立てたままだったので、突然の予期しない虚脱だったことが分かる。

妹に医学的な問題はありませんと、姉娘は救急室で言った。しかし妹は、三ヵ月前にも同じ救急室に運ばれて来ていた。意識が不明瞭になっているのを、友人たちに見つけられたのだった。その時には脳のＭＲＩが撮られ、血液検査が幾つかなされた。肝機能にわずかな異常があるだけだった。（彼女はそのことで数週間後に医者にかかったが、肝機能は正常化していたので、それ以上は追及されなかった）。時間も経ち、点滴の効果もあったのか良くなってきたので、彼女はその夜遅くに帰宅した。アルコールや薬物は検出されなかったが、医者の中には、何か――合成マリファナやＬＳＤなど――を摂取したのではないかと勘繰る向きもあった。しかし、検査では出なかったのである。

さて今回の救急室では、昏睡状態のこの若い患者は痛み刺激以外には反応しなかった。顎から足まで硬直したままであり、ひどい脳損傷の状態だった。しかし、脳ＣＴスキャンは正常だった。血液検査では、肝機能に前回同様のわずかな異常を認める以外には特記すべきことはなかった。心拍は速かった。呼吸はかなり不規則だったので、十分な酸素を取り込むことができるように、救急医たちは人工呼吸器を装着した。彼女はＩＣＵ（集中治療室）に移動し、感染症に起因する場合のことも考えて、広域抗菌薬や抗ウイルス薬が投与された。

これは医者たちの遭遇する最も厳しい症例の一つである。重篤な患者がやってくる。死に瀕している。しかし、何が起こっているのか手がかりがほとんどないのである。ＩＣＵの医者たちは、患者が到着すると直ちに診察に努めたが、昏睡の原因を探り出すことはできなかった。彼らは神経内科医、循環器内科医、感染症内科医に助勢を求めたが、対診を受けたどの専門医もまごついた。ＭＲＩを撮ったところ、脳浮腫と呼ばれる脳の腫脹（腫れ）が見つかった。脳は変形できない頭蓋骨を押し広げようとしていた。この脳浮腫の原因が分かって腫脹が除去されない限り、彼女が亡くなるのは確かだった。

脳波検査では、患者の硬直した姿勢は持続性痙攣によるものかもしれないとのことであった。そこで、抗痙攣薬が開始された。痙攣は止まったが、彼女は目覚めなかった。実際のところ、状態が増悪しているのは確かだった。当初は光に反応していた彼女の瞳孔も、固定化し、散大したままになった。さらに氷水を彼女の耳に注入したが、正常では強い不随意反応が起こるのだが何も起きなかった。このことは、彼女の脳が最も基本的な段階ですら機能していないことを意味した。

診療チームは、鎮静につながる可能性のあるすべての薬剤を中止した。こういった薬剤の悪影響を考えてのことであったが、患者が改善することはなかった。そこで十全の精密検査と思慮深いケアの後に、この病院に運ばれて八日間経って人工呼吸器が離脱された。器械の介助がなくなったので、彼女は呼吸をしなくなった。診療チームは脳死を宣告していた。

どうしてこうなったのか？　家族は何度も何度も尋ねたが、患者の診療に関わった医者たちは答えることができなかった。脳が腫脹しており、それが死の原因だったのだが、そういった基本的な事実以外には、彼らに説明できるものはなかった。

家族は悲嘆に暮れたが、臓器提供をする決心をした。心臓、肝臓、腎臓が提供され、レシピエント（臓器受容者）に感謝された。家族は娘の遺灰を家に持ち帰り、愛好の場所に散灰する計画を立てた。

若い娘の死から数週間経った頃、アリゾナのドナー（臓器提供者）ネットワークから父親に連絡があった。娘の肝臓のレシピエントも、移植手術から数日後に死亡してしまったというのである。ショックを受けた移植チームは、直ちに原因究明に乗り出した。答えは驚くべきものだった。彼女には生まれつきの遺伝子異常があったのだ。彼女は、ＯＴＣ（オルニチントランスカルバミラーゼ）と呼ばれる化学物質を作る遺伝子を欠損していた。このＯＴＣという極めて重要な酵素は、肝臓がタンパクを分解するのを助ける働きをするのである。タンパクは筋肉の構成単位であり、肉を摂取するとか、絶食や手術によって体にストレスが加わるとかの単純なことで、さらなるタンパクが体に放出される。タンパクを分解する過程のどこかが故障すると、アンモニアが中毒量にまで増加してしまい、神経系や脳が攻撃される。

このようなアンモニアの高水準を、医学用語では高アンモニア血症という。高アンモニア血症は、ふつうはアルコールや病気によって肝臓が損傷を受け、タンパク分解を含むその最も基本的な仕事でさえ遂行できないことから起こる。しばしば肝硬変や肝炎に起因する肝不全のある患者の場合には、医者たちはルーチンとしてアンモニア濃度を測る。しかし、ＯＴＣ欠損症の患者の場合は通例、肝臓は〝悪く〟ならないのである。つまり、タンパク分解という一つの働きができないだけなのである。肝臓はそれ以外の仕事はすべてきちんと果たしているために、医者たちは昏睡や脳腫脹の原因として、高アンモニア血症を疑わない。もし、この若い女性のアンモニア濃度が測られていれば、正常の一〇倍くらいは高かったに違いない。

ＯＴＣ欠損症は、高アンモニア血症をきたす稀な原因ではあるが、唯一というわけではない。

高アンモニア血症は、その他の稀な病気でも起こることがあり、遺伝による場合（ＯＴＣ欠損症のように）もあるが、ヘルペスやある種の癌のような後天性のものもある。鉄や抗痙攣薬を含む薬物でも起こることがある。昏睡の原因が分からない時に、たった一つの血液検査が一つの命を救うことがある。この若い女性の場合なら、レシピエントを含めると多分二つの命を。

ＯＴＣ欠損症の遺伝子はＸ染色体に乗っているので、一つのＸ染色体しかもたない少年は、もしこの遺伝子異常があれば症状が出やすい。少女は二つのＸ染色体をもつので、もし一つに遺伝子異常があっても、他方が埋め合わせることが多い。しかし少女においても、アンモニア濃度が急上昇し、同様の症状が現れることがある。その理由はよく分かっていないが、タンパク豊富な食事をしたり、相当なストレスがあった場合などの、ここぞという状況下で〝病気〟になると考えられる。この患者が三ヵ月前に調子が悪くなり、意識も不明瞭になった時に起こったことが、おそらくこれである。そしてこの発作はもう一度起こり、彼女も、彼女の肝臓のレシピエントも死んでしまうことになった。

患者の両親がＯＴＣ欠損症について勉強してみたところ、娘の幾つかの症状がよく理解できた。ＯＴＣ欠損症の多くの患者と同様に、彼女もいつも〝悪い〟胃をもっていた。両親も理由が分からなかったが、いつも吐き気があり、よく吐くのだ。肉はめったに食べなかった。好きになることは金輪際なかった。

家族もＯＴＣ欠損症の検査をしてみたところ、父親にも欠損遺伝子があるのが分かった。この発見によって、彼には多くのことが理解できた。例えば彼には、文字通り疲れ切って動くのはむろん、喋ることさえできなくなることが時折あったのだが、この無気力は高アンモニア血症のせいだったのだと今では思える。彼は最近では、自分自身の酵素が産生できない化学物質を含むサプリメントを飲んでいる。また、アンモニアを増加させる可能性のある食物を避けるようにしている。

すべてのこうした情報は、自分たちの娘を救うには遅すぎた。しかし、今後それが役立つ方々もきっといるはずである。少なくともそう思うことが両親の切なる願いである。

アイスホッケー用スティックと腸管

医者をしている父親が、自分の二〇歳の息子が手足をだらんとして、浴室の便器に座り込んでいるのを見つけた。「またなのか?」と彼は穏やかに尋ねた。目に光るものを浮かべながら青年はうなずき、ゆっくりと立ち上がった。彼はお腹に手を当てて強く圧迫したが、何かをつかみ出さんばかりだった。「ひどくなってくる」。

父親は無力感に苛《さいな》まれた。「着替えて」と、彼は息子に唐突に言った。病院へ急げば、痛みの原因が何であれ、うまくレントゲン像でつかまえられるかもしれなかった。青年はこれまでですに六回もレントゲン検査を受けてきたが、いずれも発作中ではなかったのだ。しかし、しばらく経って彼らが病院の静かな廊下を歩いていた時、父親に向き直って青年は言った。「お父さん、ごめん。痛みはなくなってしまったよ」。過去に何度もあったように、今回もまた突然に始まり、突然に終わったのである。レントゲン像は正常だった。

青年の父親は胃腸内科医であり、何ヵ月も続いているこのひどい出来事の原因を解明しようと努めてきた。彼は何か見逃しているものがないかと悩んだ。別の医者に診てもらう時期だと考え、旧友の内科医のアンドリュー・イスラエル医師に連絡した。

イスラエルは、前回会ってから青年がどれほど体重を落としてしまったかに驚いた。抱擁した際に、青年の薄着のシャツの下にある脊椎の骨の隆起に触ったのだった。青年は、この三ヵ月間どこからともなくやってきて、彼の生命を支配する奇妙な痛みについて話し始めた。引き裂かれるような、焼けるような痛みであり、常に左上腹部だった。突然に起こり、食後すぐのことが多かった。この耐えがたい発作は数時間持続し、その後不意に何事もなかったかのように消失してしまう。最近は頻度が増し、持続時間も長くなり、吐き気や嘔吐に付きまとわれることも多くなった。食事が引き金の一つに思えたので食べるのを控えていたが、それすらあまり効果がなくなってきていた。

青年はいったん話を中断し、それから付け加えた。最初の疼痛発作のちょうど数日前に、アイスホッケーをしていて損傷を受けたと。氷上で激しい衝突が起こり、自分のスティックが胸郭にめり込んだのだ。スティックが当たったのは右側で、この奇妙な間欠的疼痛は左側だが、この二つには関係があるように思うと青年は言う。関連する病歴は他にはなかった。薬物歴はなく、タバコは吸わず、機会飲酒であり、スポーツは非常に活発にしていた。すでに幾人もの専門医の診察を受けており、血液検査、ＣＴスキャン、何回ものＭＲＩなどの検査もたくさんしていた。だが功を奏したものは何もなかった。

診察では腹部は軟らかく、聴診では正常だった。腫瘤は触れなかったが、大動脈の拍動が驚くほど著明だった。それはこの青年患者がやせているから？　それとも、血液を心臓から体の他の部位に運搬する筋肉の管、つまり大動脈に何か故障があるから？　結合組織の先天性異常であるマルファン症候群の可能性はあるだろうか？　患者は背が高くやせていて、腕や脚が長いので、体型的には遺伝子の突然変異によって起こるこの病気に合致する。この病気では、欠陥がある組織は大動脈の圧力の猛攻に持ちこたえられず、しばしば弱い部分が広がって破裂しやすくなる。非常に考えにくいが、見逃せば悲劇に陥る。

何か他にないか？　診断が困難な時には、この言葉は不可欠である。この場合、他に何があるだろうか？　痛みはアイスホッケー事故の後に始まった。しかしイスラエルには、右側の損傷と左側の再発痛とをつなぐことができない。小腸の閉塞が、食後の疼痛と嘔吐をきたすことがある。その閉塞はなぜ起こるのか？　成人の場合なら、手術の後に形成された瘢痕組織により、小腸が正常に動かなくなることによって起こる。しかし、この青年患者は手術を受けたことがない。腎臓結石も、この種の激しい間欠痛をきたすことがある。しかしそれなら、彼がすでに撮っているCTスキャンで引っ掛けることができているはずである。

イスラエルは青年患者に、痛みの原因は分からないと言った。お腹のCTスキャンをもう一度撮るように勧めた。その他の検査の必要性については、今までの検査に目を通してみなければ分からないとも言った。患者の顔から希望が消えていくのを見るのは、他の医師に続いて自分も彼を失望させてしまったと思えて、イスラエルには辛かった。

翌日、イスラエルはこれまでのさまざまな検査結果に詳しく目を通した。CTスキャンは正常、何回ものＭＲＩも正常だった。胃腸のバリウム検査も正常だった。血液検査にも、感染症や炎症性疾患の証拠はなかった。もし今度のＣＴスキャンで異常がなかったら、他に何をすればいいのか彼には分からなかった。

　ＣＴスキャンは数日後に予定された。車で検査に行く途中で、患者にはもう馴染みになってしまった、引き裂かれるような、焼けるような左上腹部痛と吐き気がまた襲ってきた。しかしこの時は、何時間も続く痛みへの不安がある一方で、慎重ながらも楽観視ができた。というのも、痛みの最中にスキャンできれば、発作の原因がついに分かるかもしれないからである。さて、放射線医が画像を見つめ出した。大動脈は問題なかった。だが、これは一体何だ？　小腸のある部位が、他の部位よりも大きくなっているのだ。腸壁が正常よりも厚くなり、腸の内腔はほぼ完全に閉塞している。腸重積症だった。稀な現象であり、小腸の一部が隣接部位に畳み込まれる病態である。緊急手術が必要になることが多い。腸管が異常に畳み込まれた部分では、血流が遮断されることがある。そうなると、腸管は壊死を起こしてしまう。これまでの発作においては、腸管がいったん畳み込まれても、その後に自然に解除され、痛みはなくなり、血流も回復したのに違いない。しかし発作のたびごとに、小腸の繊細な組織は何度も損傷を受け、腫れて炎症も起こし、いっそう畳み込まれやすくなり、また解除されにくくなってしまっていた。

　成人では、腸重積症の最も悩ましい原因は癌である。腫瘤の存在が腸管の正常な運動を妨げ、この破綻を起こしやすくする。手術してみるまで、この腸重積症の原因が何かははっきりとは分からない。

手術室で外科医が小腸の損傷部位を除去した時に、問題の原因が明らかになった。患者は、いわゆるメッケル憩室の持ち主だった。これはよくある先天性異常であり、胚へ栄養を供給する管の残渣なのである。子宮の中で、この管は、後に臍帯に成長する組織と原始の消化管とをつないでいるのだが、胎児が妊娠第二期に入るまでにふつうは消失してしまう。この患者の場合は、この小指大の組織片が消失せず、腸管の正常運動を妨げ、小腸の畳み込みに至ったのである。

メッケル憩室の通常の教えとして、二の法則がある。人口の二％に発症し、うち二％だけが何らかの合併症をきたすことがあり、そのうちのほとんどは二歳以下に起こるというものである。このありふれた異常が、ふだんは何の支障もきたさないのに、唐突に問題を引き起こすことがある。この患者の場合は、アイスホッケーでの衝突が、小腸――おそらくメッケル憩室自体――を損傷し、こういった腹痛発作をきたすきっかけになったのだろうと考えられる。

診断困難例は、綿密な観察、注意深い論理、ならびに厳格な演繹法によって的確な診断に至ることが多いとされる。しかし謎を解く機会を得るために、病気の進行を見守らなければならない状況というものもある。メッケル憩室による腸重積症の患者たちは、診断が下るまで何ヵ月も、時には何年も苦しむ恐れがある。この病気は稀であることから思いつきにくいし、また症状が短すぎてつかまえにくいので、診断がついた時にはこの青年患者のように腸管損傷が進行して、致死的になってしまうこともある。診断が正しかったというより運が良かったのだと人々が話すのを、私は何度も聞いた。このような稀な病気の場合は、診断が正しく、運も良くなければ助からない。

周章狼狽の年齢

娘の家の階段を上りながら、その高齢女性は何度も起こる吐き気に苦しんだ。前日にフロリダのこぎれいなワンルームマンションを出てから、彼女の調子は悪かった。静かなうめき声を立てて、彼女は階段にしゃがみ込んだ。顔は青白く、サンゴ色の口紅は落ちていた。娘が玄関に走ってくると、「ごめんね、階段に吐いてしまったわ」と言った。前日の朝から吐くのを止めることができなかったことを、狼狽しながらも彼女は認めた。訪ねるのは止めようかと思ったのだが、九三歳になったので、娘や孫たちと過ごせるクリスマスはもう何回かしかないなとも考え直した。「そのうち治るだろうと思ったのだけれど、そうはならなかったの」と彼女は説明した。

「お母さん、ほんとにね！」と娘は穏やかに叱り、母親をベッドまで連れて行き、きびきびと血圧を測った。二〇〇／八〇（正常は一二〇／八〇以下）と高かった。彼女が手早くフロリダの母親のかかりつけ医に連絡をしたところ、救急室に連れて行くようにとのことだった。

その日の夕方、ベン・ムシャー医師は、三年次研修医のラドヒカ・ヴァラダ医師が自分たちの患者についてかいつまんで話すのを聞いていた。その患者とは、高血圧、肺気腫、腎臓癌の既往があり、吐き気、嘔吐、倦怠感が二日間続くので救急室にやって来た九三歳の女性だった。ヴァラダは、救急の医者たちが集めた情報を検討してから、ムシャーを患者のそばへ連れて来た。ムシャーには、患者が年齢よりも随分若く見えた。ムシャーが患者について知っている情報を簡潔に述べたところ、患者側から追加するものは何もなかった。

二人の医者は一緒に患者を診察した。もっとも、ヴァラダのほうは入院時にすでに診察を終えていた。患者の血圧はなお高かったが、家にいた時ほどではなかった。お腹は軟らかだったが、嘔吐のためか軽度の圧痛があった。その他に異常所見はなかった。腹部ＣＴスキャンでは左腎が認められなかったが、これは四年前の腎臓癌の手術によるものだった。その他には異常はなかった。胸のレントゲン写真も正常だった。ルーチンの血液検査で関心をひくのは、血液化学の重要な成分であるナトリウムが危険なほど低いことだった。

この低いナトリウム、つまり低ナトリウム血症は、二日間続く嘔吐とそれによる脱水によるものだと救急医たちは考えた。輸液がゆっくりと始められていた。脱水は、低ナトリウム血症の最もよくある原因の一つである。この患者のように嘔吐していたり、下痢をしたりしている時はなおさらそうである。合理的な仮説なのだが、ムシャーにはそうとは思えなかった。診察所見が脱水を支持しないのである。血圧は高いし、心拍数が正常である。脱水なら脈は速くなるのがふつうだ。

こういった証拠に基づいてムシャーが考えたのは、嘔吐は低ナトリウムによって起きたのであって、その逆ではないということだった。では、低ナトリウムの原因は何か？

ムシャーは、老婦人にとって最も起こりやすい可能性に焦点を絞った。真っ先に上がるのは薬剤である。ありふれた薬の多くが低ナトリウムをきたすし、患者は多くの薬剤を服用していた。二人の医者は、患者の持参したこぎれいに手書きされた服用薬一覧表を慎重に調べたが、低ナトリウムをきたすと知られているものはなかった。ホルモン系の稀な病気の中には、低ナトリウム血症をきたすものが幾つかある。副腎がホルモン産生を停止するアジソン病では、ナトリウムを失いやすくなる。甲状腺ホルモンが少なくなりすぎても、ナトリウム値が低下することがある。これらのどれが原因かは、比較的簡単な一つの血液検査で分かる。ムシャーを最も心配させたのは癌の可能性であった。患者の重喫煙歴は肺癌の危険性を増加させるし、肺癌は低ナトリウム血症をきたすことがある。肺癌細胞が、水分調節ホルモンに似たホルモンを産生するのである。このホルモンはバゾプレシンと呼ばれるが、腎臓が水分を保持するように作用する。この診断をつけるためには幾つもの検査が必要であった。その間に彼らは輸液を中止し、水分摂取を制限するように患者に教えた。というのは、残っている片方の腎臓に、水、塩分の適切な調節機能を回復する機会を与えるためである。

ムシャーとヴァラダの二人の医者による翌朝の回診では、この九〇歳代の患者を診察するのは中止した。というのは、とても良くなったというのである。また、たしかに良くなったように見えた。彼女の白髪は梳《す》かれておしゃれな髪型になっていたし、口紅は新しく引かれていた。ナトリウムは、まだ正常にはほど遠かったが改善していた。副腎や甲状腺の機能を調べる血液検査は正常だった。ムシャーが次はどうしたらよいかと考えていたところに、患者の娘がやって来た。母親はずっと良く見えるし、本人も良くなったと言うが、先生、本当に良くなっていますかと聞くのである。ついてはクリスマス前夜なので、帰宅して家族で時間を過ごすことはできないだろうかとも聞いてきた。

ムシャーはためらった。この時点では、患者の低ナトリウム血症の最も考えられる原因は癌だと彼が思っていたからである。そうすると、精密検査が要る。その一方、クリスマスに病院に留まってもたいした検査は何もできないであろう。

水分制限について娘によく説明してから、ムシャーは患者に帰宅許可を与えた。「肺癌ならば、これが彼女にとって、家族と過ごす最後のクリスマスになるに違いない」と思ったと、ムシャーは私に説明してくれた。フロリダに戻ったら、かかりつけ医たちの指示をよく守るようにと、彼は患者に言い聞かした。彼らは、彼女の症状の原因を突き止めなければならないのだ。

四日後に、母親と娘は救急室に舞い戻って来た。クリスマスは良かったのだが、また気分が悪くなったのである。ナトリウムは少し良くなっていたが、かなり低いままだった。ヴァラダは微笑みを浮かべて彼女たちを迎えた。「今度こそ答えを見つけましょう」。救急室での情報をしげしげと見つめてから、彼女の関心は薬物一覧表に再び向かった。「服用されているすべてのお薬の中で、ハーブ類や市販薬も含めてですが、この表に書かれていないものは一切ありませんか?」と、彼女はもう一度聞いた。老婦人は、しばしの間考えた。「新しい薬がリストにあるかどうか分かりませんが…」と彼女は申し出た。彼女はその薬の名前を知らなかったが、かかりつけの泌尿器科医が、夜に三回も四回も、五回もトイレに行かなくてよいようにと処方してくれていたのだった。薬を試してみたところ、今一つぴったりとこなかったので止めていたのだが、今回の旅に際して、また試すことにしたのだった。というのも、娘の家で何度も何度も起きなくてすむのなら、それに越したことはないと思えたからである。

患者は視線をそらせた。娘はその問題を知らなかったが、母親が打ち明けてくれなかったことには驚かなかった。母親は、老化の影響をできるだけ隠そうと常に努めてきたからであった。実の娘にもそうなのだった。娘は、在宅の夫に直ちに連絡した。母親の旅行鞄の中の薬類と、彼女の書いた薬物リストとを照合してみたところ、犯人が判明した。瓶のラベルにはデスモプレシンと書かれていた。その薬は、体に水分を保持しようとするホルモンである、バゾプレシンの合成薬であった。この非常に有能な高齢女性に対応するにあたって、医者たちは老年学の一つの基本原則を忘れていた。薬剤に関して言えば、患者の話は信じよ、しかし照合を怠るな。

私はクリスマスのこの救急事件のことを、老婦人と話し合ったことがある。彼女はほとんど覚えていなかった。「すべてが夢のようだわ」と彼女は言った。低ナトリウム血症という電解質失調が彼女の脳に及ぼした著しい影響、それがこう言わせるのだろう。実際、正常に戻るのには何週間もかかったのである。彼女は、薬剤リストにあの薬を書き漏らしたことに苛立った。しかし同様に、薬を処方した医者が、けっこうよくある副作用のことを話してくれなかったことにも苛立った。だがその後には、一笑に付してしまうのだった。「まあそうね、年をとったということね。こんな風になるとは知らなかったわ。昔と同じだと思っていても、そうではないのよ。そのことを忘れたら、うまくいくわけないわね」と、彼女は私に語ってくれた。

ものすごく痛いの

暗くなったアパートを悲鳴が走った。「お母さん、お母さん、お母さーん！」。母親はベッドから飛び起き、廊下を走って娘の部屋に駆けつけた。彼女は素早くそっと、花飾りの布団カバーの下でじっと横になっている九歳の娘のそばにやって来た。

「お母さん、痛い、ものすごく痛いの」

「分かるわよ、痛いのよね」。母親は慎重を期してベッドの前にひざまずき、自分がマットレスを押しやらないように気をつけた。これまでの経験から、ちょっとでも娘を動かすと、激痛をかえって悪化させてしまうのが分かっていたからだ。そして数分後には、暴れる胃に耐えられるように、鎮痛解熱薬と熱いタオルを用意するのだった。こういった決まったやり方が役に立っているのかどうか確信はなかったが、娘が何度も何度も苦しむのを見ながらも何もしてやれない絶望感を何とか打ち消そうとしての試みだった。

娘は、痛みがいつ襲ってくるかを常に当てることができた。その日も夕食後になって、娘は母親を探した。母親の膝に体を押し付けながら、「やって来るわ」と娘は囁いた。顔色は青白く、口唇はほぼ白色になっていた。母親は娘をベッドに連れて行き、夫と一緒に待機した。今度こそ外れるのではないかと思ったのだが、そうはいかなかった。

発熱と胃痛というこれらの不可解な出来事は二年前に始まった。ちょうど兄の九歳の誕生日パーティの日で、娘は小学校一年生になったばかりだった。母親は最初の発作を、興奮か不安か、それとも娘が学校で経験したかもしれない何かのせいにした。娘はすこぶる元気で誕生日のケーキも食べていたぐらいだから、母親は三週間後に同じことが起こるまで、最初の発作のことは何とも思わなかった。翌年になると娘は三～四週毎に、発熱に加えて、奇妙でひどい胃痛にも見舞われるようになってしまった。食べようとしないし、めったに水分を摂ろうともしなくなった。痛みはたいてい右側だった。娘は痛みに対して、鋭いとか、差し込むようなとか、うずくといった表現をした。吐き気を催すこともあった。側臥位になって丸く身をかがめるので、目に見える動きは呼吸だけだった。一時間後、時には二～三時間後には痛みは和らぎ、眠りに入れるようになった。一両日で、娘の状態は正常になるのだった――次の発作に襲われるまでは。

かかりつけの小児科医は弱り果て、胃腸科医に診てもらうことにした。彼も解決できなかったので、母親はニューヨーク大学医学部小児胃腸科主任のヨセフ・レヴィ医師を見つけてきた。レヴィは、内視鏡で患者の胃腸を調べて痛みの原因を探ろうとした。セリアック病？　潰瘍？　クローン病？　検査結果はいずれでもなかった。

唯一の異常な検査結果は、赤血球沈降速度の上昇だった。この検査は、赤血球が試験管の底に沈む速さに応じて炎症の程度を測るものである。ただし炎症は示唆するものの、炎症の部位や病態を明らかにするものではない。レヴィは、この年齢の女児がかかる慢性炎症としては最も多いループスの検査もした。正常だった。レヴィは彼女を「ちっちゃな謎」と名づけ、答えを探し続けた。

母親も、彼女なりの調べを実行した。インターネットに投稿し、知り合った医者には誰彼となく娘の症状を打ち明けた。ある時、自分自身のかかりつけ内科医に娘の症状を説明したところ、ついに希望の兆しが見えてきた。発熱と疼痛の規則的な発作について聞くと、彼は直ちに「家族性地中海熱のようですね」と言った。一度も診た経験はないが、医学校時代からそのパターンは認識していた。母親はさっそくレヴィに電話した。

レヴィは、「その病気のことは十分に知っている」と言った。地中海出身の民族に見られることの多い遺伝病だとも。彼はイスラエルで教育・研修を受けており、そこではこの病気はありふれているが、この娘の症状は彼の知っている病像に合致しないのだった。この病気の子どもたちには高熱があり、お腹も痛みで硬くなる。虫垂炎と誤診されることもよくあり、手術をして虫垂炎でないと分かってから、やっと診断に至る子どもたちも多いのである。彼は発作の最中に娘を診察しており、何かは分からないけれども、家族性地中海熱でないことだけは確かであると母親に説明した。母親は、涙で目が痛くなるのを感じた。答はまた別に探さなければならない。

その年の冬にも、数週間毎に腹痛発作はやってきた。その後に右足首が痛くなった。ループスの二回目の検査は異常になった。レヴィはこれに基づいて、娘をまた別の医者に紹介した。今度は小児リウマチ医のリサ・イムンド医師である。

彼女の診察室で、両親と娘はそれまでの物語を再生し、イムンドは筆記した。その他の関節痛はないかとイムンドは聞いた。もちろんあった。鈍い痛みや鋭い痛みがあちこちにあったが、膝がもっぱらだった。それらの痛みが、この数週間で足首に移動してきていたのだった。母親がレヴィにそのことを述べなかったのは、娘が各種のスポーツをしていて、それによる軽微な損傷と考えていたからだった。ダニにかまれたことは？　イムンドの質問には、肯定の返事だった。彼らの住宅は、シカダニがいることで知られる地域にあったから。

診察したところ、患者は少し太り気味であり、かなり心配症なのがイムンドに分かった。腹部は軟らかく、腸音は正常であり、胃に圧痛はなかった。足首が痛く、運動域に制限はあったが、発赤や腫脹はなかった。最終的に、イムンドは計画を提示した。二回目の検査でループスの可能性が示唆されるから、この難解な自己免疫病を裏付ける他の証拠があるかどうかを、血液を採って調べようというものだった。古典的な病像を呈してはいないのだが、ループスの症状はなにせ多様なのである。ライム病も、なきにしもあらずである。胃痛は典型的ではなかったが、移動性関節痛は典型的だった。

「家族性地中海熱の可能性はどうでしょうか？」と、母親は彼女のかかりつけ内科医の意見について尋ねた。家族性地中海熱が腹痛で特徴づけられるのはその通りだと、イムンドは考えた。それに、この病気の患者たちは、発熱と疼痛の発作がない期間は全く正常である。この女の子はどちらにも合致する。ただし、発作と発作の間の、彼女が健康な時に採血した血液で異常があったことは不可解である。しかしながら、この稀な遺伝病の有無を調べる検査が最近になって開発されており、そのことが話し合われ、結局その検査を受けることに決まった。

採血されて一週間後に、レヴィは母親に電話をかけた。「私が間違っていました。娘さんの病気は家族性地中海熱です」と彼は単刀直入だった。母親と夫のどちらもが、家族性地中海熱の突然変異遺伝子のコピーを一つずつ持っているはずであると彼は説明した。一つのコピーだけしか持たない保因者は、自分に症状は出ないが、自分の子どもたちには伝搬させてしまう。コピーを二つ持つと、人体は免疫系を調整するのに必須であるピリンと呼ばれるタンパクの異常体を作ってしまう。この奇形タンパクのために、正常なら人体を保護する多数の白血球が、どういうわけか過剰に活動してしまって、炎症や疼痛や発熱をきたすことになるのである。腹部や関節がこれらの攻撃を最も受けやすい場所だが、肺や心臓が攻撃されることもある。ある種の炎症を抑制する薬であるコルヒチンが、ほとんどの発作を予防できる。

翌日にコルヒチンを開始したところ、発作は始まりと同様、突然に消失してしまった。悪夢はついに終わった。娘が薬を服用する限り、発熱や痛みは寄りつかないのですと、母親は私に語ってくれた。

私はレヴィに、この女の子には家族性地中海熱はないと、あれほど強く確信したのはなぜかと聞いてみた。彼の説明によれば、家族性地中海熱は最近まで臨床的診断だった。つまり、患者の症状と身体診察に基づいて下す診断であった。遺伝子の同定と、それに続く検査の発展――今回の症例の診断に辛うじて間に合ったわけだが――が、この病気への医者たちの理解を変えてしまったと彼は言う。医学では、病気をきっちりと特定できる検査が開発されてはじめて、その病気のことが本当に分かるのである。「今回の検査で学んだことは、この病気には広がりがあるということです」とレヴィは言った。以前は、今ならこの病気の最も究極型と思えるもの、いわば氷山の一角をつかんでいただけだった。それが今では、水面下も含めた全貌をつかむことができるようになったのだと。

ナイフで刺された痛み

「私もうだめだわ」と、五七歳の女性が囁くような小さな声で言った。二人の姉妹がその患者のベッドのすぐ隣に腰かけていたが、彼女の言葉を聞き漏らすまいと神経をとがらせた。「生命力がなくなっていくのが自分で分かるわ」。その時、長姉が患者に、病院に連れて行こうとしていることを告げた。ただし、すでに何度もかかってきた病院ではなくて、また別の病院へ。

患者は何年も調子が良くなかった。彼女の関節リウマチはとてもひどくて、一〇年も前に看護師を辞めねばならなかったし、服用して効いた薬は何もなさそうだった。それでも関節痛はなんとか我慢できた。しかし、ここ二、三年は新たな痛みに襲われるようになり、こちらは耐えがたかった。食する毎に、お腹がナイフで刺されるような痛みだった。彼女は健康保険がなかったので、自己診断しなければならなかった。

食事のたびに痛んだが、パンやパスタを食べた時のほうがひどい感じだった。セリアック病という診断がぴったりきた。この障害ではグルテン、つまり小麦やライ麦などの穀物に含まれるタンパクが、人体の免疫系の引き金を引き、消化管の吸収層を攻撃する。グルテンを含む食物を摂取すると、栄養素を吸収する消化管機能が破壊され、痛みや下痢や栄養失調が起こるのである。

彼女はグルテンを避けようと努力したが、これは簡単ではなかった。というのも、グルテンはどんな食物にも含まれそうだからである。そういった努力をしたのに、痛みは去っていってはくれなかった。

数ヵ月以内に、患者の胃痛は持続的なものになった。食後の鋭い痛みは同じなのだが、食間にも鈍い痛みが残るようになり、それはまるでお腹が殴られた後に回復していくような感じだった。それに食事にどれほど注意を払っても、毎日何回も下痢をした。最初の一年間で二三キロ以上もやせてしまった。

これが数ヵ月も続いたので、彼女はほとんど歩けないほどに弱ってしまった。健康保険があろうとなかろうと、病院を受診しなければならなくなった。救急室で、脱力の原因は即座に特定された。強度の貧血があり、必須の電解質であるカリウムが危険なほど低かったのである。カリウムは筋肉細胞が活動するのに必要である。

輸血とカリウム補給をした時点で、救急医たちは、彼女にそもそもなぜこういった欠乏症があるのかの究明にかかった。元看護師として、彼女がセリアック病の自説を披露したところ、救急医たちにも筋が通っていると受け取られた。

セリアック病は、治療しないと深刻な栄養失調に陥ってしまう。消化器内科医が胃と十二指腸を内視鏡で調べたところ、繊毛、すなわち正常ならば腸管の粘膜内層を覆っていて、栄養素のほとんどを吸収する小さな指状の触毛が、平坦化していた。このような腸管破壊を最も起こしやすいのはセリアック病である。

その消化器内科医は、あらゆるグルテンを避けるようにと彼女を指導した。グルテンはできるだけ避けようと、彼女はそれまで懸命に努力してきたので、そのことを聞くだけで苛立たしいと返事した。消化器内科医は、そのようにしか食事ができないのは難儀なことだと認めた。しかし、このような壊滅的損傷を防ぐにはそれしかないとも主張するのだった。

しかしながら、どのように食事を工夫しようとも彼女の症状は持続した。医者たちは、彼女が自分たちを欺いていると言って彼女を責めた。「約束不履行」というのが、彼女に投げられた言葉だった。グルテンが一体どこからやってくるのか、彼女には想像すらできなかった。食事は肉と野菜だけにした。しかし、痛みと下痢は続いた。そしてついに、三四キロにまで体重が落ちてしまった。苦労しながらトイレへ行く途中に浴室の鏡に映った姿を見ると、それが自分だとはとても思えないくらいだった。

その病院への最後の受診になってしまった日に、医者たちは、彼女には心臓発作と、ひょっとしたら脳卒中もあるかもしれないと言った。しかし、彼女がもっと厳しい食事制限をしないのであれば、彼らにはできることが何もないのだった。仕方なく彼女は帰宅した。死ぬようなことになっても、その病院を選ぼうとは思わなかった。長椅子に身を横たえたがあまりにも力が入らず、自力では何もできなかった。彼女の息子と姉妹たちが、交互に彼女を拭いてやったり、着替えさせたり、食べさせたりした。彼女は、ベッドのそばの便器にも担ぎ上げてもらわねばならなくなった。茹でてつぶしたポテトしか食べられなかった。死にかけていた。

姉妹たちが彼女を、ちょうど一時間離れたモビールの南アラバマ大学医療センターに連れて行くことを説得できたのは、早朝であった。彼女がそこの救急室にいる間に、二年次研修医のへザー・フィッシェル医師が自己紹介をした。ベッドの女性は五七歳よりもずっと老けて見えた。顔の皮膚は薄く、青白くなり、骨が透けて見えそうだった。

彼女がまたもや重症の栄養失調になったことは、救急医には分かっていたから、フィッシェルが来る前に輸液やカリウム補給は始まっていた。フィッシェルが病気の話をもう少し聞こうとすると、彼女はイライラした。「救急医にはもう話をしましたよ。お互いに話し合わないの?」。患者が話してくれたことは、セリアック病があり、グルテン除去食だけにしているのに瀕死であるということだけだった。

フィッシェルは、セリアック病の自己免疫反応を証明する抗体を調べるために、患者の血液を送付した。結果は、フィッシェルが思っていた通りだった。抗体はなく、したがってセリアック病もないということなのだ。患者は胃と十二指腸の二回目の生検を受けた。一回目と同様に、繊毛の破壊が見られた。しかし、彼女にセリアック病がないのは分かっているのだから、その壊滅的損傷の別個の原因を探さなければならない。

レオネル・マルドナド医師は、患者の生検材料が検査室に届いた際の当番病理研修医であった。彼もまた、セリアック病を強く示唆する平坦化した繊毛に気づいた。しかし彼は、何か他のことにも気づくのだった。粘膜表面の下層に、本来そこにはない細胞を見つけたのだ。それらは大食細胞といって、免疫系の警察車両のようなものであり、その仕事は襲ってきた細菌を捕獲し、運び出し、破壊することである。それらの白血球は、除去できなかった何ものかで膨張していた。結核なのか？　どこかにはあるが、目には見えない癌の残骸か？　それとも、何らかの細菌なのか？　それに、それら捕獲されたものが、どうして破壊されてはいないのか？　マルドナドはその謎を解く作業に従事したが、一度に幾つもの検査を込みでするのではなく、一度に一検査の絞り込みスタイルで行った。

二週間の入院で患者は良くなり、帰宅となったが、診断はまだつかなかった。彼女はお腹がペコペコだった。食べないと下痢もないことを彼女は発見した。そこで食事を拒否するのだった。

患者の退院のちょうど二日後に、マルドナドは答えを得た。大食細胞の内部のものは奇妙な細菌だった。彼女はウィップル病と呼ばれる病気にかかっていたのだ。この疾患は、一九〇七年にジョージ・ウィップルによって初めて記載された。彼は、ひどい体重減少と下痢、そして関節炎のある同僚医の診療をしていた。同僚は亡くなり、ウィップルが解剖をしたのだが、彼はその病理標本で泡沫状大食細胞に気づいた。それらの泡沫状大食細胞は、ここで問題にしている患者の場合もそうだったのだが、ある種の細菌で充満していたのである。この細菌は、ずっと後になってトロフェリマ・ウィップレイと命名された（トロフェはギリシャ語で栄養、エリマは障壁のことなので、それらを加算したトロフェリマは、この病気の特徴である栄養吸収不良を意味する）。

この細菌は、およそ地球上のほぼどこの土壌にも生存しているが、めったに病気を起こすことはない。最大で健康人の七〇％がこの細菌に対する抗体を持っており、これは感染の大半はうまく撃退されるということである。ウィップル病をきたす人々は何らかの免疫系の欠陥があって、細菌にうまくつけ込まれるのだと考えられる。この細菌は大食細胞に捕獲されても、獲物を破壊しようとするこの細胞の生来の機能を、どのようにかして不活化するのである。

この感染症の治療法は、一年間の抗菌薬投与である。結果が分かるやいなや、診療チームは患者の家に連絡した。彼女は不在だった。息子によれば、病院に通っていて、循環器内科医に心臓の問題を診てもらっているとのことだった。診療チームは彼女を見つけ、入院してもらい、治療を開始した。抗菌薬を最初の二、三回試しただけで、彼女の食欲は回復した。数日以内には、食事をしても平気にまでなった。

元に戻る道のりは長く、険しかった。彼女はあまりにも消耗していたので、正常な暮らしと自分で思えるまでに一年以上かかった。しかし、ついに借りていた車椅子を返し、歩行器をしまい込めるまでになった。杖なしで歩けるようにもなったが、遠くへ行くことはまだかなわなかった。彼女はどれほど死が迫っていたかに驚くと同時に、もしも自己診断を申し出ていなかったとしても、非常に長くかかってしまったのではないかと思ってしまうのである。

私が最後に電話をかけた時に、「皆さんは私に、稀な病気なのだと言いますよ」と彼女は言った。「しかし、本当に稀なのかしら？　ひょっとしたら、稀にしか探されることがないということではないのかしら?」と、彼女は声に出していぶかるのだった。

良い質問である。

二度目の発作も突然に

「お母さん、恐いわ。どうすればいいか、言って」と恐がる八歳の娘を、その子の母親が下から見上げた。「大丈夫よ。だから外へ出て、助けを求めてきて」と母親は言った。

母親は公衆トイレに横たわりながら、娘がそこを出て行くのを見守った。娘と母親は、新しいタオルを買うためにこの店にやって来たのだった。店に入るやいなや、母親は体が熱くなってきて、目まいにも襲われだした。心臓の鼓動は速まり、吐き気もしてきた。母親は娘の手を握ってトイレへ駆け込んだが、トイレに入ると突然気絶しそうになり、床に横になった。娘に助けを求めに行かせたのはこの時である。

やっと店員が、娘の手を取りながらトイレにやって来た。母親が最後に覚えているのは、血便の海に横たわる中年女性の自分を見た、その店員のゾッとした表情だった。

救命士たちが店に到着した時、母親に意識はなかった。心拍は速く、血圧は恐ろしく低かった。彼女はイェール・ニューヘーブン病院救急部へ急送された。

ところが、救急部到着までに血圧は上昇し、心拍数も下降し、下血も止まっていた。

身体診察での異常は何もなかった。受けた検査も重要な一点を除き正常だった。その一点とは、血液の凝固能が失われているらしいことだった。その異常が続くようなら、ごくささいな切り傷や擦り傷でも出血死しかねない。

　患者が救急医たちに話したのは、自分の唯一の医学的課題は不安であり、時々パニック発作が起こるので、最近になって抗うつ薬を飲み始めたということだった。タバコは吸わず、酒もめったに飲まない。事務系の仕事をしており、結婚していて二人の子どもがいる。ずっと健康な人生だったのだが、ほぼ二年前に今回と全く同じことが起こっていた。ある日、降って湧いたように突然の血性下痢があり、血圧が低下し、意識を失ったのである。それから病院に行ったところ、血液が凝固しないのが見つかった。

　消化器内科医のスーザン・ラガルド医師が、内科チームから依頼されて、腸管からの出血の原因究明を助けるために患者を診ることになった。ラガルドは自己紹介をして、店での事故につながる出来事を急いで点検した。しかし彼女は、今回と同じだという前回の出来事の詳細も知りたかった。医者たちは、患者の血液が凝固しない理由を見つけられたのか？　いいえと患者は言った。救急室では原因が判明しなかったので、翌週に血液疾患の専門医である血液内科医に診てもらったが、その時には彼女の血液は完全に正常になっていたのだ。

　ラガルドは出血原因を究明するために大腸内視鏡を勧めたが、これは小さなカメラのついた細い管を大腸に通して、大腸の組織を観察する手技である。血性下痢の最もありふれた原因は、大腸の繊細な組織の炎症である。これには、感染症、潰瘍性大腸炎やクローン病、自己免疫疾患

――病原体の侵襲から人体を防御するはずの白血球が、完全に正常な細胞を間違って攻撃することによって起こる――が含まれる。

しかし、ラガルドが大腸内視鏡で眺めてみても、そういったものは何も見い出せなかった。大腸の繊細な内層には、たしかに何箇所かに損傷があったが、患者が意識を失うことになった低血圧によって酸素運搬の血流が減少し、腸管細胞に若干の損傷がもたらされたという程度のものだった。したがって、消化管の問題ではないと断言できる。凝固不全は、損傷組織からの血の滴りを大出血に変えてしまう。そうだとすると、低血圧と凝固不全の組み合わせをきたすものは何かないか？　ある種の重症感染症なら両方をきたすことがある。しかし、彼女に感染症を示唆するものは何もなかった。短時間ながら抗凝固をきたす薬剤――ヘパリン――がある。ヘパリンは、有害な血液凝固に陥る患者の治療に使用される静注薬剤である。この薬剤の意図的な誤用は考えられないし、どんな種類の偶発的事故もラガルドには想像できなかった。しかし、一つだけ確かなことがあった。それは、これまで二度起こったことが何であれ、次に起こるまでには診断を下す必要があるということだった。

医者たちが利用できる最も強力な診断の道具は、多分、電話と友人だと思える。ラガルドは即座に、トーマス・ダフィー医師を思い浮かべた。ダフィーは、彼女の知る最も頭の切れる医師の一人だったし、血液内科医なのであった。彼に連絡がつくやいなや、彼女は素早く症例――低血圧と血液凝固能の一時的欠如を、二度もきたした中年女性――を提示した。何か思い浮かぶもの

があります か?

電話は、しばし静かだった。しばらくすると、ダフィーが自らの思考過程を話し出した。凝固問題だが、薬剤のヘパリンで起こったように見える。しかし、体の中にもヘパリンを産生するある種の白血球がある。肥満細胞として知られるこれらの細胞は、ヒスタミンというまた別の化学物質も産生するのだが、このヒスタミンは大量に放出されると低血圧を起こす。この低血圧が、この患者のもう一つの不可解な症状である。正常な環境では、肥満細胞は紅潮、痒み、じん麻疹といったアレルギー反応の基である(アレルギーが起こると抗ヒスタミン薬を飲むのは、ヒスタミンなどの生物学的化学物質の作用を阻止しているわけである)。ヒスタミンが大量に放出されると、アナフィラキシーショック——アレルギー反応の最重症型であり、血圧の急激な低下、動悸、吐き気、下痢を伴う——が起こるが、この患者はこれらの症状をすべて呈していた。

「この患者に、全身性肥満細胞症があるのは間違いないと思いますよ。こういった稀な病像を呈する病気を、他に考えつくことはできません」と、ダフィーは優雅なしゃべり方で解答を提示した。全身性肥満細胞症は、肥満細胞があまりに過剰に体に蓄積する稀な病気である。これらの細胞に何らかの引き金が引かれると、大量のヒスタミン、稀にはヘパリンまでが血中に放出され、アナフィラキシーショックと血液の凝固不全をきたす。ある種の薬がこの反応を刺激するのが分かっている。この患者は、病院に来るまでに抗うつ薬を開始したところだった。前回の発作の前にも、何か薬を飲んでいたのではないか?

ラガルドは患者と話すために急いで戻った。前回の発作の前にも、たしかに別の抗うつ薬を始めていたと患者は言った。ラガルドは患者に、全身性肥満細胞症に関するダフィーの考えを説明した。この細胞の異常増殖を治療することはできないが、抗ヒスタミン薬を使い、そして発作の引き金を引くと考えられる薬物を回避することによって、症状にうまく対処することはできる。

患者はダフィーに診てもらうことになって、血液検査と骨髄生検により確定診断がついた。それからの彼女は、慎重に抗うつ薬を避けるようになった。しかし時には、心臓の鼓動の速まりや胃のねじれを感じることがあるが、それらの症状は、何らかの理由による肥満細胞の活性化のせいと考えられる。この際に抗ヒスタミン薬を服用すると、ヒスタミンは急速に中和されて症状も緩和される。

振り返ってみると、こういった症状は何年も間欠的に続いてきたと患者は言う。心臓が高鳴り、むかつきが起こり、目まいがして、気絶しそうになる。医者たちは、ストレスへの過剰反応――パニック発作――だと考えた。「私にはそうは思えなかったのですが、あまりにも多くの方々が同じことをおっしゃると、それが正しいと思わざるを得なくなるものです。およそあらゆるものを試しましたよ。ヨガ、瞑想、運動」と彼女は言う。何も効果はなかった。彼女は笑って言葉を足した。自分に本当に必要なのは、正しい診断と抗ヒスタミン薬だったことが今になって分かると。

第三章　頭が痛い

変化する視覚

　車がサンフランシスコのベイブリッジを通り過ぎた時、六三歳の男性患者は後部座席で眠っていた。彼の妻は黙って座りながら、さらに別の神経内科医にかかるために車を運転してくれている義理の娘に感謝した。それにしても、三八年前に結婚した夫は何と変わり果ててしまったことだろう。

　病気は一年前に頭痛で始まった。最初は時々だったし、痛みの程度もそれまでに頭痛をきたすことがめったになかったので、感じ取れるくらいの軽いものだった。しかし、その後はひどくなった。誰かが頭蓋骨を内側からぶち壊そうとしているかのようだと、彼は妻に話すのだった。たいていは後頭部の右側だったが、どうかすると頭全体に広がろうとしていた。横になると良くなり、前かがみになるとひどくなった。

その後の数ヵ月間に、頭痛は時々の発作から、ほぼ持続的なものに変化した。彼は文句の多いたちではなかった。彼の妻は、彼がいつもよりさらに無口になったというだけの理由で、頭痛があるのが分かった。しかし、一度浴室で倒れる羽目になった時は、顔が冷たいタイルに押し付けられた格好になり、頭痛もひどく、彼は声を上げた。

かかりつけ医は心配だった。この患者の年齢で頭痛が初発するのはふつうではなかった。彼女はMRIを撮ることを勧めた。MRIは、異常が際立っていた。脳を覆う硬い組織である髄膜は、MRIでは通常、鮮明な細い線として描出されるのだが、彼のは太く、凹凸があった。彼女は患者を神経内科医に紹介した。

MRIで言えることは、脳の被膜に何かが侵襲したということだと、その神経内科医は説明した。二度目のMRIを撮ることになったが、かえって悪化していた。感染症か、ひょっとしたら癌が考えられるが、これらは血液や脊髄液の検査結果からは否定的だった。といって、これらの検査結果が正常だというわけではない。炎症細胞の小さな集塊が特徴的なサルコイドーシスだろうか？　それとも、免疫系が自身の体を攻撃する、何か他の炎症性疾患だろうか？　神経内科医は、カリフォルニア大学医学部サンフランシスコ校（UCSF）の、これらの稀な脳の炎症性疾患の専門医に紹介した。

こういった医者たちへの受診を繰り返しながら、妻は夫の微妙な変化に気づいた。彼は決して高言するような人ではなく、地道で真面目な人だったのだが、この頃は彼女が質問をすると、あたかも関心がないかのように不満を漏らしてみたり、肩をすくめたりするのである。動作もぎこちなくなった。歩いても、運転をしても、右へ右へと寄ってしまう。家庭ではいつもきっちりしていたのに、最近では平皿と銀製食器を一緒に使ったり、自分のセーターを彼女の引き出しに入れたりするのだった。

職業は画家だった。最近になって油絵を始めていたが、彼の描く田園風景は、ますます暗く、恐ろしい色調になっていった。知覚が変わってきたのが、妻には気がかりだった。最近、大型スーパー店に一緒に行ったのだが、夫は妻の方を向いて、「おや、配置換えをしたんだね」と大きな声を上げた。妻はあたりを見回したが、何も変わっていなかった。通路が斜めになっていると彼は言い、通路が右側に向かっているかのように右側を指し示すのだった。斜めになんかなっていないと妻は異議を唱えたが、返事はなかった。

ＵＣＳＦの専門医は、サルコイドーシスだとは考えなかった。かといって、何なのかは分からなかった。三度目のＭＲＩが依頼されたが、今度は脳血管に焦点を当てる撮影法だった。これも異常だったが、その異常の原因や原発巣は明瞭ではなかった。患者は、さらに別の神経内科医に紹介されることになった。脳血管とその他の脳血管系疾患の専門医、ウェイド・スミス医師である。

というわけで、患者とその妻と義理の娘の三人は、また新たな専門医に診てもらうためにもう一度ベイブリッジを渡り、ＵＣＳＦへ向かった。スミスは病歴について、すっかりお馴染みになった質問をざっとした後に、これまで誰も聞かなかったようなことを尋ねた。「あなたは自分の心拍に一致した雑音が聞こえることがありますか?」。患者は驚き顔になった。聞こえるのだ。それからスミスは、患者の右のまぶたの上に聴診器を置いて聴診した。しばらくして、聴診器を患者の耳の少し後ろの場所に動かし、そこも聴診した。あなたが聞こえるように私にも聞こえますよ、と彼は言った。あなたの病気が分かりましたよ、とも。

自分の心拍に一致した雑音が聞こえる——拍動性耳鳴りとして知られている——というのは通例、血液の乱流が、当人や、時には他人にも聞こえるほどの大きな雑音を出すことによって起こる。頸動脈を狭めたり、歪めたりする閉塞機転によることが多いが、耳の近くで血流が阻害されれば、何であれ起こることがある。

この患者にみられる雑音や頭痛、その他のすべての問題は、心臓から駆出される血液を運ぶ太い筋性の動脈と、細い繊細な静脈との間の異常な連結によって起きていると、スミスは説明した。このタイプの異常な連結——瘻《ろう》として知られている——は極めて稀であり、生まれた時からの欠陥のこともあるが、成人の場合は外傷によることが多いと、スミスは説明を追加した。患者の妻はうなずいた。自分と夫は、一〇年前に重度の交通事故に遭ったのだと妻は言う。ひどいスピード違反の飲酒運転の車に衝突されて、彼らの車は高速道路から転落し、木に激突した。夫はエアーバッグにたたきつけられ助かったが、その衝撃があまりにも強かったので胸骨にヒビが入り、心臓も損傷を受けた。彼が頭の中で、たいていは右側で心拍に一致した雑音が聞こえるようになったのは、その事故の後からだった。彼はかかりつけ医にそのことを聞いたことがあったが、彼女は、それはかなりありふれたことだと安心させるように言うのだった。（自分の心臓の拍動音が聞こえること自体は、たしかによくあることである）。そこで、彼はそのことをしゃべるのは封印した。今に至るまで、人から聞かれたことは一度もなかった。

硬膜という脳の最外層に瘻がある患者は頭痛をきたしやすく、時には拍動性耳鳴りもきたすことがあると、スミスは説明した。しかし、この患者には他の症状もあった。画才でも運転術でも分かるように、知覚が変化した。発話や思考が鈍くなった。こういった新たな症状は、うっ血や血流低下が、髄膜を超えて脳自体に広がっていることを意味した。

損傷した血管を修復するのは、繊細で骨が折れる仕事である。ヴァン・ハルバッハ医師は、UCSFにおけるこのタイプの手技の専門医である。彼は患者の大腿の最上部にある太い静脈に細い管を挿入し、それを慎重に推し進め、血管の主要な走行路を通り抜け、ついに脳に到達させた。造影剤を流し、機能不全に陥っている何百もの動静脈連結を探した。場所が特定されると、穴のあいたホースに継ぎを当てる要領でそれらの連結には塞栓が詰められ、完全に遮断されなければならなかった。これらの連結が閉鎖されてはじめて、血流は完全に回復するのである。高速衝突により一〇年前に始まったこの損傷を修復するのに、ハルバッハは一八時間以上を要したのであった。

手術が終わり、患者はようやく、ゆっくりとではあるが回復し始めた。彼自身が元の自分だと感じ始めるまでに、三年もの歳月を要した。夫の人格の回復は、妻も納得するところである。会話も運転も再びできるようになった。そして、昔のように色彩も鮮やかで多彩になった彼の最近の絵画が、彼女が連れ添った男がついに戻ってきてくれたことを証明するのである。

始まりは副鼻腔の痛み

早朝まだ薄暗い病院で父親が目覚めると、一四歳の娘のベッドの周りを医者たちのチームが囲んでいた。娘は上半身を起こし、口を開け、両頬と額には汗が光っていた。今駆けっこをしてきたばかりのような、娘の速く、荒々しい呼吸音が父親に聞こえた。彼女は父親のほうを見た。恐がっていた。すると突然、父親も恐くなった。

「娘さんを集中治療室に連れて行かねばなりません」と、医者の一人が静かに告げた。そこに設置してある機器を使って、彼女がもっと楽に呼吸できるようにするためであった。看護師たちが点滴装置を片付け、ポータブルの酸素ボンベにつないでいる間に、娘の両親は自分たちの本や鞄をまとめた。妻は、夫が思っていたよりもずっと平静に見えた。父親はその時点まで、娘がそんなに具合が悪いとは思わなかった。彼女は健康で、サッカーチームのスターだった。ちょっぴりはしゃぎ立てるほうではあったが。その日の朝、かかりつけ小児科医のスハイブ・ナシ医師に診てもらいに行った時、娘はたしかに気分が悪そうだった。周囲に十分に吸える空気がないかのように、彼女の呼吸はすでに速かった。しかし、ニュージャージー州のモリスタウン医療センターに移送することになった時でさえ、ナシは心配する両親に、大丈夫だよと請け合ってくれた。そして入院することになった時も、救急医たちは、抗菌薬の静脈注射でこの肺炎に打ち克つために入院するだけだから、と言ってくれていた。

それなのに、今では娘の顔は恐怖で引きつり、医者たちも心配の表情を浮かべるようになってきたので、父親にも娘が重篤な状態であるのが分かるのだった。彼の目には涙が浮かんだ。妻が軽くつついた。娘のほうに視線を向けながら、「駄目よ」と夫に言った。

数ヵ月前に、娘は頭痛を感じ始めた。父親は当初、登校するのを嫌がっているのではないかとも考えた。しかしナシや耳鼻科医たちは、頭痛は副鼻腔炎によるものだと一致していた。父親も自分がそれまでずっと副鼻腔に支障を抱えていたので、その圧迫感や痛みはよく分かった。しかし、時に家に引きこもりながらも、午後からはサッカーができるほどに調子が回復するのを見ると、娘は病気を大げさに言っているのではないかといぶかった。

母親にはそんな疑念はなかった。母親には、娘の痛みは本物だった。ナシは当然ながら痛みを真剣に捉えた。二、三の抗菌薬が効かなかったので、彼は耳鼻科医にも診てもらうことにした。その年の春と夏の間、娘はかわいそうに、頭痛をきたす副鼻腔炎を除去するために五、六種類の薬剤をずっと服用し続けた。一週おきに、どちらかの医者にかかるという案配だった。

七月の中旬になると、ふだんは活動的だったこの一四歳の娘は、ソファーに身を横たえて、テレビを見ながら日々を暮らさねばならなくなった。疲れて力が入らないと彼女は言う。頭だけでなく、体の節々も両耳も痛くなった。八月には、ソファーから立ち上がってトイレに行くのにも手助けを求めるようになった。

彼女は不安だった。単なる副鼻腔炎でないのは確かだと両親に言った。癌に違いないと彼女は思った。両肘に奇妙な発疹――でこぼこしていて、赤くて、痛みは全くない――ができた時は、ライム病だと確信した。そうでないと判明した後は、やはり癌を心配するのだった。

集中治療室の医者たちは、肺に酸素を送り込むために、彼女の顔に酸素マスクを装着した。おびえて、多くの装備の背後にほとんど隠れている娘が痛ましかった。しかし、その機器類が救命につながるように思われた。

小児リウマチ医のシモーナ・ナチブ医師が、近隣のゴリエブ小児病院からやって来て患児の家族に会ったのは、翌日の午後遅くだった。彼女はすでに、抗菌薬が効かない慢性副鼻腔炎のことを聞いており、自分なりの考えをもっていた。両肘に発疹があるんですよね？　母親は驚き、どうして知っているのかと聞いた。考えている幾つかの病気の一つにその症状が見られるのです、とナチブは言った。彼女はその発疹から娘の診察を始めた。多分、これは感染症ではないと彼女は言い、さらに付け加えた。その発疹の生検や、幾つかの血液検査が診断に役立つでしょうと。

診断がつく可能性は両親に希望を与えるものだったが、その日の晩遅くに希望は砕かれてしまった。娘の息切れは続き、咳も一層ひどくなっていたが、咳の際に口を覆っていたティッシュペーパーが真っ赤になったのに娘が気づき、驚いたのだ。喀血ですよと看護師が告げて、そのティッシュペーパーを差し出すやいなや、部屋の空気が一変した。単なる肺炎ではすまないのが分かったからである。

肺の中で何が進行しているのかを観察することが必要だと、また別の医者が両親に説明した。彼は患者を軽く鎮静させてから、彼女の口から内視鏡を挿入し、くねらせながら気道にまで推し進めた。感染の徴候はなかった。そのかわりに、肺は血液と凝血塊で充満していた。この種の大量出血をきたす原因はそれほど多くはない。いずれも稀なものであり、幾つかの感染症や腫瘍、それに乳幼児なら異物誤嚥が挙げられる。

喀血と呼吸困難のために、娘には人工呼吸器が装着された。出血を止め、原因を突き止めることに勝負はかかっていた。出血が続くなら、彼女は死んでしまうだろう。

内視鏡施行の際に採取した血液と肺内の液体が、診断のために検査に供された。しかし診断がついたのは、以前になされた血液検査と発疹の生検によってであった。この娘は、多発血管炎性肉芽腫症（ＧＰＡ）と呼ばれる病気にかかっていたのである。自己免疫病の一つであり、免疫系の歩兵ともいえる自身の抗体が、間違って自分自身の肺血管を攻撃してしまったのである。気道や副鼻腔もすでに損傷されており、当初の頭痛は、副鼻腔が損傷されて起こったわけである。両肘の発疹も、この病気によるものだった。

このＧＰＡという病気の原因はよく分かっていないし、この娘は考えにくい標的だった。ＧＰＡは、六〇歳を超えた年齢層によく見られる病気だからである。致命的な病気であり、無治療の場合、一年後の死亡率はほぼ八〇％にもなる。治療には、抗体を作る細胞を標的にする強力な薬剤を必要とする。すなわち高容量ステロイド薬と、癌化学療法から借用した二種類のきつい免疫抑制薬のうちの一つを組み合わせたものである。秩序を逸脱していた抗体産生細胞が除去されると、免疫系が立て直される。そして薬剤が中止されても、自律性を持った歩兵は消え去っているのがふつうである。

しかしながら、再発することがけっこうある。再発を防ぐために一年に一、二度、適量の免疫抑制薬を使用する患者も多い。さて診断がつき次第、高容量ステロイド薬が開始される。しかし、化学療法薬は免疫系を抑制する作用が非常に強いので、娘の主治医団は、その投与で活気づいてしまうような隠れた感染症がないことを、投与前にしっかりと確認しなければならなかった。

ウイルスや細菌による感染症は見つからなかったので、娘にはリツキシマブという薬剤が投与された。数日以内に改善が始まった。しかし肺が十分に回復して、彼女が自分自身で呼吸できるようになるには、ほぼ二週間かかった。

彼女の回復は、病気の合併症によっても、治療の副作用によっても遅延した。脚や腕にできた血栓が、血流に乗って肺に飛んでしまった。ステロイド薬によって重症の脱力が起こったので、人工呼吸器からは離脱できても、自発呼吸以上のことはできなかった。食べることも、話すこともできず、携帯電話を持つことさえできなかった。二、三週間後に、手助けを借りて何とか歩けるようになった時点で、両親は彼女を家に連れて帰った。一人でトイレに行けるまでには何週間もかかったし、限られた時間だけ登校するのにも何ヵ月もかかった。学校の授業に追いつくためには非常な努力が要った。

サッカーができるようにはなれなかった。持久力が回復しなかったのである。その後何年にもわたって、脱力で動けなくなって病院に戻るという悪夢にうなされたし、またこれ以上回復しないだろうという恐怖で消耗もした。しかし、彼女はついに回復した。高校を卒業すると、大学にも進学した。彼女の目標は看護師になることである。病院に戻るのは少し緊張するが、彼女の病気がとてもひどかった時でさえ、少しでも気分が良くなるように努力してくれたのは、彼女の傍にいた看護師たちだった。彼女はいつの日か、かつての自分が重度の病いを乗り切るのに必要とした多大な癒しとケアを、自分と同様の境遇の子どもたちに提供したいと心から願っている。

象使いの頭痛

一人の青年が、九頭のサーカスの象を新しい檻に誘導する手助けをしていたのは、ひんやりする秋の日だったが、太陽は大変まぶしかった。青年はサングラスをかけていたが、金属装置に反射した朝日は、ナイフが右目に切り込んでくる感じだった。目の奥がズキズキしたし、時には涙が頬に滴り落ちた。象が無事に保護されると、彼は移動住宅に戻った。「あーあ、医者に診てもらわないといけないな」と、彼はガールフレンドに言った。彼は自分の手をカップのようにして、顔の片方に当てていた。そして「今すぐに」と付け足した。

その二五歳の青年は、ニューヨーク州ロチェスターのハイランド病院の救急室で、生涯で最悪の頭痛だと医者に訴えた。頭痛は、サーカス団がコネチカットにいた五日前に始まった。最初は大したことはなかった。アスピリンの二、三錠も飲めば消失するのだが、薬の効果が切れてくると、頭痛がそこに残っているという体だった。頭痛は起こるたびに少しずつ増悪した。そして、その日の朝起床したところ、耐えがたい頭痛になったのだ。アスピリン以外に手持ちの鎮痛薬も飲んでみたが、焼石に水だった。鋭利な痛みで、右側だった。頭の中で、誰かがドアを力任せにバタンと閉めるような感じだった。これまで頭痛を折々に経験してきたわけだが、これほどひどいのは初めてだった。

タバコは吸わないし、酒もめったに飲まず、常用薬もなかった。最近の頭部外傷もなかった。ただし、数年前にシマウマに頭突きをくらったことはある。メガネが割れて頭も痛かったが、これほどではなかった。母親は片頭痛持ちだが、こんな痛みなのかもしれなかった。そうかもしれないが、一週間も続く片頭痛なんてありえないと医者は言った。

医者が頭痛を形容して最悪の頭痛という表現を使う場合、それは危険を表わす赤信号である。最初の頭痛、最悪の頭痛、脱力や錯乱といった他の症状が合併する頭痛が、心配すべき頭痛なのである。この青年には他の症状はなかったが、本人が最悪というのが気がかりだ。

救急医は鎮痛薬を処方し、感染症や炎症の徴候を探すために血液検査を依頼した。彼女は腫瘍や出血を探すために、頭部CTスキャンも依頼した。血液検査は正常だったが、CTスキャンはそうではなかった。

脳内には、脊髄液が産生される区画がある。脊髄液は脳と脊髄の周囲を循環し、再吸収される。これらの区画のうちの二つである側脳室と呼ばれる部位は、ふつう左右対称である。ところがこの患者の場合、頭痛のある右側の側脳室は、左側よりもずっと大きかった。脊髄液循環が右側で阻害され、脳圧が亢進しているのかもしれない。それなら頭痛が生じて当然だし、直ちに対処されないと損傷は恒久的になってしまう。

救急医はCTスキャンを見る前に、患者のひどい頭痛を解明するための応援を求めて、神経内科に対診していた。神経内科研修医は患者を診察し、ＣＴスキャンも見たが、どう組み立ててよいのかは分からなかった。ＣＴ上ではたしかに左右非対称性があり、それが脊髄液循環の閉塞で起こっているのなら、患者には吐き気のような脳圧亢進症状がなければならないが、この患者は訴えていない。診断を下すに足るだけの情報がないことが、この神経内科研修医には分かった。時間をかけて患者を観察すればさらに情報が得られるだろう。脳に閉塞機転があるようなら、そのうち吐き気が出てきて弱ってくるだろう。そうならなければ、この左右非対称性が閉塞を反映しているとは考えられないというわけだ。こうした経緯で、患者は入院することになった。そこでは看護師たちによる診察が四時間毎にあり、どんな変化もくまなく探されるはずである。

幾種類もの強力な鎮痛薬を使ったのに、一晩で頭痛はさらに悪化した。朝になるまでに患者は痛みで疲れ果ててしまい、麻薬の影響で、しゃべる内容もほとんど辻褄が合わなくなってしまった。なのに、脳圧亢進症状は全くきたさなかった。これは片頭痛だと神経内科医は推測し、帰宅と外来継続診療を勧めるのだった。

脳神経外科医たちは、閉塞がないとはそれほど強く思わなかった。増悪する頭痛が気がかりだった。彼らはＭＲＩを勧めた。ＣＴ像と比べて脳室の大きさに変化があるようなら、頭蓋骨に小さな穴を開けて脳圧を下げることもできる。

その朝に患者のケアを引き継いだ内科医のビラル・アーメド医師は、患者の部屋の外で、自分のチームの研修医たちから初めて患者のことを聞いた。サーカスで働いている若い青年で、以前シマウマの頭突きを頭部に受けており、頭部ＣＴでは異常があって、今日中に手術を受けるだろうとの説明だった。

彼らが廊下に立っていると、一人の看護師が患者の部屋から急いで出てきた。「発疹が出てきました」と、彼女は医者たちに言った。チームが入室し、アーメドは毛布の山に隠れている患者をちらっと見やった。彼は患者のガールフレンドに自己紹介した。彼女が話し始めると、彼は指を立てて自分の唇に当てた。「何も言わないで下さい。まず自分で診てみます」と彼女に言うのだった。

「拝見していいですか？」と、アーメドは青年に尋ねた。黒みがかった巻き毛のもつれた髪をした頭部が、山なりの毛布の下から現れた。患者はゆっくりと上半身を起こし、薄暗い明かりの中で目をしばたたかせた。彼の右のまぶたは腫れていて、酔っぱらったかのように垂れ下がり瞳孔にかぶさっていたので、ウグイス色の虹彩はその下縁しか認められなかった。額の右側は赤くなっていて、そちら側だけ日焼けしたようだった。そして右の目と額には腫れ物がちらほらあった。

帯状疱疹だったのか？　アーメドは疑いを口に出した。彼は病変の周囲の赤くなった皮膚を触ってみた。青年は顔をしかめた。この頭痛が始まって以来、額のその部分はとてつもなく敏感になっていたのだ。

帯状疱疹は、水痘を起こすヘルペスウイルスの再燃である。帯状疱疹という言葉は、帯やガードルを意味するラテン語からきており、その発疹は胴部や胸部に帯状に出現することが多い。水痘感染症が治まると、原因ウイルスは脊髄のちょっと外側の神経分枝に逃げ込み、数十年間はそこに居つくのがふつうである。時折再燃するが、その理由は分かっていない。このような勃発の大半では、疼痛を伴うが危険なものではない。しかし、例外的には本例のように目の周りの神経に起こり、危険なこともある。

アーメドは神経外科医に電話で尋ねた。患者に帯状疱疹が出現したが、それと脳室の左右非対称性との間に関連はあるのかと。ない、との返事だった。この青年に帯状疱疹がある――あるいは、ちょっと以前からあったと言ってもいい――ということは、この左右非対称性は生まれつきのものか何かであろう。その後に撮られたＭＲＩでは、閉塞はないことが確認された。さてその間にも、抗ウイルス薬による治療が開始された。しかしその治療にもかかわらず、彼の目はかすみ出した。診断に至るきっかけになった顔の腫れ物が、目にも広がってしまったのである。二年経っても右の視力は低下したままである。

他の多くの症例でも言えるように、この症例では時間というものが診断に役立つ強力な道具だったが、このことは過小評価されていることが多い。発疹が出現したのは、症状の開始から何日も経ってからであった。これは帯状疱疹ではごくふつうのことである。隠し通せない発疹はまだ出現していなくて、痛みと異常ＣＴだけだったことが、痛みの原因は脳圧亢進だと医者たちを心配させるに至ったのである。医学の箴言《しんげん》の一つに、次のようなものがある。「ひずめの音を聞いたら、シマウマのような稀な動物を考えるのではなく、ふつうの馬を考えよ」。この症例で言えば、シマウマ、すなわち脳の右側の閉塞かと思えたものは、実際には日常的に見られる馬、つまり帯状疱疹であったことを時間が解き明かしてくれたということである。

一面が灰色

「くそっ、目が見えない。頭痛から始まったんですが、今では目が見えない」。白髪でモジャモジャ頭の中年男性の顔は、紅潮してテカテカ光っていた。彼は澄んだ青い目をしていたが、不安で眉を寄せていた。「視力がなくなるくらいなら、脚を片方切断したほうがまだましですよ」と、ベッドサイドにやって来た細身の、黒みがかった髪の医者に言った。三日前に地方の動物病院で働いていた時に、彼の頭痛が始まった。「誰かが頭の中にいて、外に飛び出そうとする感じでしたね」。その日は何とかやり終えて、帰宅後にベッドに入った。

翌朝、起床した時にも頭痛はまだ続いていた。コーヒーと日曜日の新聞を居間に運んで、いつものように死亡記事欄に目を通した。そのページ一面が灰色だった。読めなかった。大見出しさえ読めなかった。

かかりつけ医に診てもらいに行ったところ、眼科医を紹介された。眼科医は救急室を紹介した。かかりつけ医は「患者が入院になりそうだ」と聞いて、直ちに、コネチカット州ウォーターベリーにあるウォーターベリー病院の感染症内科専門医、リディア・バラカット医師に電話をかけた。かかりつけ医は、「五八歳の男性で、高熱があり、両眼と脳を連結する太い視神経が、何らかの原因による脳圧亢進のために明らかに腫脹している」と説明した。

バラカットは心配した。脳内感染症は、死や障害をきたす危険性が高い。「神経細胞を失うと、二度と再生してきません」と、彼女は私に説明してくれた。だから、脳を含む感染症のために徹夜をすることになるのはよくあることだった。これらは、どんなささいなことでも見逃しが許されない感染症なのだ。「このような患者に遭遇してちっとも恐れないとしたら、傲慢か、無関心か、全くの無知かのいずれかですよ」。

患者には糖尿病と高血圧症があったが、服薬は遵守しており、何年にもわたって何の支障もきたしていなかった。タバコも吸わないし、酒もやらない。彼には三八年間の結婚歴があった。

診察では、三八・三度の熱のせいで皮膚は温かく、じっとりとしていたし、視力はその際にも問題があった。その他には特記すべきものはなかった。バラカットは、患者のチャートをすでにぶ厚くし始めていた諸検査結果を点検した。ルーチンの血液検査、ＣＴスキャン、ＭＲＩはすべて正常だった。しかし、脊椎穿刺検査が正常ではなかった。まず脊髄周囲の腔に針を穿刺すると、淡い色の液体があふれ出したが、正常であれば一滴ずつ滴り落ちるものなので、患者の中枢神経系の圧が上昇していることが分かった。次いで、正常ならこの液体にはほとんど細胞成分はないのだが、この場合は少数ながら白血球が含まれていた。

患者に髄膜炎、すなわち脳を覆う硬い組織に起こる感染症があるのは明らかだった。最も致死率の高いものではないだろうことも明らかだった。最も攻撃的な型の髄膜炎なら、数時間で死に至る。この患者は病んでいるとはいえ、数日間生きているからだ。

髄膜炎の最もありふれた原因は、ウイルス類である。これらは通常は、さほど重篤ではない感染症であり、治療なしで治ることが多い。しかし、ウイルスによるかどうかがたしかに分かるには、数日間はかかる。さらにその他のもっと稀な場合があり、これらには抗菌薬が不可欠である。ライム病の可能性はあるだろうか？　ライム病のようなマダニ媒介性感染症はもっと暖かい季節のことが多いし、今は硬く凍った地面にまだ雪が残っている状況だけれども、ここはコネチカットであり、この病気の流行地である。だからライム病は外せなかった。ウイルス感染症である蚊媒介性西ナイル熱も同様だった。どちらの感染症の場合も、このような視覚障害は典型的ではないが、両方とも発熱をきたし、中枢神経系を侵すことが多いのである。

それともこの患者は、言い張っているよりもずっと波乱万丈の私生活を送ってきたのではないか？　すなわち、梅毒で視覚障害が起こることがある。ただし徐々にくるのがふつうであり、発熱も稀である。

それでも、梅毒なら抗菌薬で視覚を取り戻せることがある。ＨＩＶ感染症の早期なら、髄膜炎様症状をきたすことがある。患者にはＨＩＶの危険因子はなかったけれども、バラカットはほんの確認のために検査を勧めた。しかし、患者は拒否するのだった。何かを隠していないだろうか？

患者はついに、二週間前に猫にかまれた事実をバラカットに告げた。猫ひっかき病（熱）はめったに髄膜炎をきたさないし、この感染症ではふつうに見られる圧痛を伴うリンパ節腫脹も彼にはなかった。しかしＨＩＶとともに、この猫ひっかき病の検査も必要である。バラカットは、ＨＩＶの検査を再度頼んでみるつもりだった。その間に彼女は、髄膜炎をきたし得る他の幾種類かの細菌の可能性を考え、それらをカバーする二種類の抗菌薬を高容量で彼に注射した。

翌朝には患者は解熱し、頭痛も改善していた。しかし、視覚は悪いままだった。バラカットが患者のところに行って最初に出た質問は、視覚のことだった。再び字が読めるようになるでしょうか？　再び働けるようになるでしょうか？　彼女は楽観視するように努めたが、診断がつかなくてはどうなるかを予測するのは難しいと説明した。患者にＨＩＶ検査についてもう一度頼んでみた。「妻を愛してますし、今までも愛してきました」と素っ気なかった。彼は浮気をしたことなど一度もなかった。妻のほうもそうなのだと確信していた。だからＨＩＶ検査など要らないと言うのだった。バラカットもうなずいた。これだけ危険が迫っているのに、患者がなおもこの種の情報を伏せておくとは考えにくかった。

数日以内に、検査結果が次々に返ってきた。ライム病でも、梅毒でも、西ナイル熱でもなかった。猫ひっかき病を起こす細菌、バルトネラ・ヘンセレの検査には興味深いものがあった。バルトネラは、シャーレでの培養（大半の細菌感染症は、そのような方法で同定される）は難しいので、その検査は細菌に対する抗体の存在を探すのである。以前にこの感染症にかかったことがある場合は、認められる抗体はそう多くはないが、ごく最近の感染症なら抗体数はずっと多いはずである。この患者の場合は、抗体はあるのだが正常範囲だった。これは、抗体がこれから産生されていこうとする感染の早期なのだろうか？　あるいは、以前の感染の名残りなのだろうか？

猫ひっかき病は、かまれた痕《あと》やひっかき傷の部位の腫れ、発熱、圧痛を伴うリンパ節腫脹で特徴づけられる。たいていは子どもに起こるし、子猫からうつされる。この症例の場合は、人間も猫も好発年齢から外れていた。確認する唯一の方法は、何週間か経ってからの血液での抗体の再検である。猫ひっかき病なら、測定した抗体はさらにずっと上昇しているはずである。バラカットは、バルトネラに対するもの以外のすべての抗菌薬を中止した。本例はウイルスによるものだろうが、猫ひっかき病はなお外せないと考えたからだ。

患者の頭痛は三、四日後には消失したが、視力は低下したままだった。治療としては、視神経の腫脹を軽減させるために副腎皮質ステロイド薬が開始され、帰宅後の経口抗菌薬で締めとなった。その後の二週間で彼の視力は改善し、動物病院での仕事に戻ることもできた。診断はまだ明らかでなかった。「髄膜炎はあったのだが、その原因が分からないと皆さんがおっしゃいました」と、彼は私に言うのだった。

答えは一ヵ月後に出た。二度目の血液検査での抗体が、とてつもなく高い水準だったのだ。猫ひっかき病だった。「おかしなものですよ。すっかり良くなってから答えが出たのですから」と彼は言った。

この小さな地域病院への入院から一年経っても、彼の色覚にはまだ少し支障があった。白色と黄色の区別ができなかったのである。患者の語るところでは、今回の病気は犬派対猫派の大論争における、彼の年来の立場を確かめただけだった。「猫はずっと嫌いでした。ぞっとします」と彼は言う。彼はいつもは犬の仕事だけをする。しかしその日は、彼だけ手が空いていたので、注射をする猫を抑えていてほしいと獣医に頼まれたのである。そしてその猫に、親指と人さし指の間を、針のように鋭い歯でかまれてしまったのだ。「ものすごく痛かったですよ。しかし、手のほうは赤くもならなかったし、腫れもしませんでしたよ」。ちょっと間をあけて、彼はこぼれるような笑みを浮かべた。「〝猫ひっかき熱〟なんて単なる歌だと思ってましたよ。人を殺しかねないなんて、誰が知るでしょうか?」。

誰もが嘘をつく

疾走する救急車に乗せられた少年は、ミシガン州ロイヤルオークのボーモント病院へ向かう途中のほとんどの時間、目を閉じて横になっていた。ズキズキする頭痛がかなり治まって目を開けてみると、傍にいる救急救命士の心配そうな表情に気づいた。彼女は何をそんなに心配しているのだろうといぶかった。これが、手術が終わるまでの彼の最後の記憶である。

ちょうど二週間前の感謝祭が終わった週末に、その少年の頭痛は始まった。一五歳の彼は、頭蓋骨全体が圧迫されるような苦痛で目覚めたのである。頭痛はそれまでに何度も経験してきたが、たいがいはアメリカンフットボール競技での負傷の後であり、これほどひどいものでは全然なかった。続く二週間の生活にメリハリはさらさらなかった。お腹も減らず、喉も乾かない。食事をしに階下に降りるのも止めてしまった。目を開けると頭痛が耐え難くなるので、ベッドの中でじっと目を閉じているほうがずっと楽だった。

母親は、かかりつけ小児科医に連れて行った。熱はあるか、吐き気や嘔吐はあるかと、その医者は聞いた。これらは頭蓋内感染症や脳圧亢進の症状である。頭痛と光がひどくまぶしいこと以外には何もないと少年は答えた。

片頭痛ですよと、小児科医は二人を安心させようとした。片頭痛が始まる年頃です。片頭痛は数日は続くものだから、しばらく様子をみましょうと。しかし、待てども良くならなかったので、母親はある病院の救急室に連れて行った。そこでも、片頭痛かウイルス性髄膜炎でしょうと言われるのだった。より強力な痛み止めが処方されて、家に帰された。

日数は経つのに何も変わらないので、母親と息子は元の小児科医のところに舞い戻ってきた。やはり熱はなく、吐き気も嘔吐もなかった。ウイルス性髄膜炎でしょう、良くなりますよとのことだった。母親は、頭部のCTスキャンを撮ってもらうのはどうだろうかと尋ねてみた。役に立たないでしょうとの返事であった。頭痛はプライマリケアの場では最も多い訴えの一つであり、その原因は最高の画像技術をもってしても九分九厘見えないものだからですとも説得された。

両親はますます動揺した。というのも、活動的で勉強熱心な息子は優等生であり、高校のクォーターバックであり、さらに野球もしていたのだが、その彼が一日中ベッドにもぐり、食事もとれないのである。皮膚も灰色っぽくなってきた。死んでいくように見えた。ついに母親は、頭部CTスキャンを撮ってもらおうと覚悟を決め、件の病院へもう一度連れて行くことにした。

救急室の医者たちは前回と同じ質問をした。熱や吐き気、嘔吐がありますか？　今回の母親の答えは違っていた。はい、何日も熱が続いています。はい、吐き気があまりに強く、吐かずにいることはほぼできません。医者に嘘をつくのは正しいとは思えなかったが、医者の期待に沿う症状を認めたほうが、母親らしい観察所見を述べるよりもずっと行動を速めると思えたのである。

こんな「でっち上げ」(彼女自身のセリフ) がなくてもCTスキャンを撮ることになったであろうが、彼女はそんな賭けに出たくなかったのだ。

スキャン検査が終わるとすぐに、救急医が彼女のところにやって来て説明した。CTスキャンでは、息子さんの脳に何かがあることが分かったと。救急医にはそれが判然としなかったが、巨大で不格好なものなのだとも。少年は、近隣の小児病院に転院しなければならなくなった。救急救命士たちは彼をベルトで固定して救急車に乗せ、母親は自分の車で追尾してボーモント病院へと向かった。

病院で撮られたMRIでは、脳に膿瘍ができており、脳圧を下げるために緊急手術を要することが分かった。数時間経って、少年は集中治療室で目覚めてまだボーッとして怯えていたが、ついに頭痛からは解放された。

翌日、小児感染症専門医のビシャラ・フレイジ医師が、少年の診察にやって来た。この型の脳膿瘍は、耳や副鼻腔や歯の感染症が脳に進展した結果であることがふつうだが、この患者ではそのような感染の徴候は何もなかった。診察も基本的には正常だったが、一つだけ異常があった。鼻の内側に、鼻血の証拠である血液がこびり付いていたのだ。

血液検査にも目立った異常はなく、感染症を示唆するものはなかった。CTスキャンは膿瘍の確認に終わり、胸部写真からも何も情報は得られなかった。

さて、年配の小児放射線医のデイビッド・ブルーム医師が患者の画像を点検したところ、少年の胸部写真は正常だとは思えなかった。肺はほとんどが黒っぽく映るものだが、辺縁不明瞭ながら、周囲と不連続に白っぽく見える部分が認められた。これは何だろう？

頭脳明晰なのは素晴らしいけれど、古い写真があるのはもっと素晴らしい。それは、ブルームが大好きだった放射線科の恩師からかつて受けた教訓だった。そこで彼は、患者の古い写真を点検した。同じ異常がすでにあった。その位置と形から、動脈と静脈の異常連結である肺動静脈奇形だろうと判断した。通常は、血液は動脈から毛細血管に流れ込む。毛細血管はごく細い血管の集まりであり、そこでは酸素が体の組織に手渡され、老廃物が集められる。そして老廃物は静脈によって濾過器官に送り込まれる。肺はその濾過器官の一つであると同時に、ガス交換の器官でもある。したがって、肺毛細血管の機能は通常の毛細血管とは異なる。そこでは老廃物の一部は除去され、酸素が取り込まれ、二酸化炭素が吐き出される。肺動静脈奇形に見られるように、肺毛細血管がバイパスされると、酸素が少なく、老廃物の多いままの血液が動脈によって全身に駆出されることになる。つまり、老廃物が全身にばら撒かれるのである。それが脳で引っかかると脳卒中を起こしたり、この少年の場合のように感染症をきたしたりする。

動静脈奇形の通常の治療法は、異常血管の中に人間の髪の毛ほどの太さのコイルを留置することである。すると凝固塊ができて、血流が遮断される。その少年の肺に動静脈奇形があると聞いた時、フレイジには直ちに診断がついた。肺動静脈奇形の患者のほとんどは、遺伝性出血性毛細血管拡張症（ＨＨＴ）という病気を持っている。ＨＨＴの患者は、細く、弱く、損傷しやすい血管を持っており、それらは拡張しやすく、破裂しやすい。皮膚の表層に起きた場合には、拡張した血管による膨らみが、圧迫すればすぐに消失する赤い斑点として観察できる。毛細血管拡張と呼ばれるこれらの斑点は出血しやすく、特に口唇、口、鼻、消化管のような非常に繊細な粘膜にできた場合はなおさらである。事実、度重なる鼻血は病気の顕著な特徴なのである。出血はおびただしいこともあり、輸血が必要になる場合もある。ＨＨＴの患者には、肺、肝臓および脳に動静脈奇形をきたしやすい傾向もある。

二十世紀の終わりまで、ＨＨＴの診断はもっぱら臨床的、放射線学的所見に依拠していた。鼻や消化管からの度重なる出血、この病気の家族歴、毛細血管拡張の存在、動静脈奇形の存在が、診断基準だった。この四つのうちどれか三つがあれば、ＨＨＴの症例としてよかった。一九九四年に、この病気に関連する最初の遺伝子が同定された。その時から今までに、この病気と関連する遺伝子突然変異は六百以上報告されている。

何週間にも及ぶ治療の後に、患者はついに帰宅できた。最も重大な後遺症は、右目の永続的な視覚障害だった。彼は何週間も作業療法士と一緒に取り組んで、この視覚障害を補う方法を学んだ。

彼が学校に戻って来た時には、学期は二週間しか残っていなかった。中間試験や期末試験を含め、二一の追試験を受けなければならなかったけれども、成績は全優で終わることができた。一科目だけ満足できない結果があったのがちょっと残念ですと、彼は私に告白してくれた。翌年の夏に、優勝をかけた野球の試合に彼が一生懸命に取り組んでいた時、母親は息子の完全な回復を実感するのだった。マウンドのわが子を眺めると、かつていつもそうであったのと同じように見えて、彼女の目から涙が止まらなかった。

数年後に、青年は生理学の博士課程で学びながら、医学研究を達成しようと計画していた。彼の目標は、ＨＨＴの根本的治療法を見つけることである。

食べずとも最悪のアイスクリーム頭痛

ツナサラダ・サンドイッチを食べてたら起こったんだと、私の友人である患者が言った。サンドイッチを食べていた時に、耐えがたい痛みが彼の喉、顎、耳を駆け抜けた。彼は床に膝を付けてしまい、顔を手でひっつかんだ。顎のあたりをこすったり、もんだり、ほぐしたりした。顔の右半分全体を破壊するような、ナイフで刺したような鋭い痛みは、何をしても良くならなかった。それは永遠にも感じられたのだが、実はわずか数分ほどで痛みは引きだした。さらに一〇～一五分経つと、この二週間すっかりなじみとなった持続痛にまで痛みは後退した。何の病気か分かるかと彼は私に聞いたが、分からなかった。

すべては喉痛から始まったと、彼は私に言った。多分ウイルス性疾患にかかったのだろうというのが、彼の最初の考えだった。数日経つと歯が痛くなってきた。すべての歯ではなく、右側の奥の大臼歯の二本だけだった。何を食べても飲んでも、熱くても冷たくても、アイスクリームを非常に速く食べた時に起こるような性質の痛みが誘発されるのだった。ただし、もっとずっと痛かった。二十年以上経っても鮮明に記憶している出来事として腎結石排出があるが、その時の痛みもひどかった。今回のは、その時以降に経験した最もひどい痛みだった。

痛みが辛いので、彼は鏡を見て原因を探ろうとした。歯をたたいたり、突《つつ》いたりしてみた。何ともなかった。ちょうど二、三週間前に、年一回の健康診断のために歯医者にかかり、健康証明書をもらっていた。それなのに、どうして彼の歯はこんなにも痛いのか？　その後何日間かすると、痛みは顔の右半分全体に広がってきた。それはまるで喉痛と歯痛と耳痛のすべてを同時に経験するような感じだった。しかも絶え間なくである。さらに時々、特に食べたり飲んだりした時に、喉から耳にかけての発作的な痛みが加わるのだった。

彼は四八歳で、活動的かつ壮健だった。前回病気をしてからもう随分時間が経つので、かかりつけ医もいなかった。そこで脳神経外科医の父親に聞いてみた。副鼻腔からくるってことある？何か抗菌薬を飲むべき？「悪くはないな」というのが、父親の答えだった。飲んでみたところ、たしかに悪くはなさそうだった。しかし、それほど効くというわけでもなかった。ともあれ痛みは悪化し、アイスクリーム痛の時々の発作は、さらに頻繁に激しくなっていった。

地域の診療所に行った。当番医が彼の耳、鼻、口を見てくれた。異常はなかった。熱もなく、発赤もなく、分泌腺腫脹もなかった。連鎖球菌性咽頭炎の迅速検査も受けたが、正常だった。多分何らかのウイルス性疾患だろうと、その医者は言った。水分を摂り、鎮痛薬のアスピリンを飲めば自然に軽快するだろうとも。

しかし、自然治癒はしなかった。サンドイッチを食べていて、床に膝を付けてしまう事態になったのは、その後のことである。誰か、彼に一体何が起こったのかが分かる人が必要である。私には分からなかったので、彼は職業別電話帳を調べ、マサチューセッツ州ファルマス近郊の耳鼻科医、ダグラス・マン医師を選んだ。そして、その日の午後に時間を取って診てもらえることになった。

若々しく見えるマンだが、接し方も爽やかで、てきぱきしていた。「喉に何か問題を抱えているのですよね」と彼は言った。患者は過去二、三週間の出来事を説明した。「患者さんの話が終了するまでに答が分かりましたよ」と、マンは私に語った。それでもやはり、その答えが正しいかどうかを確かめなければならない。喉痛をきたす病気の一覧表は長く多彩だが、この患者の場合は喉の片側だけだった。このことは、この一覧表を著しく短くする。さらに痛みが喉だけでなく、耳のほうにも広がるということになると、一握りの可能性しか残らない。まず癌ではないことをはっきりさせなければならない。患者はタバコと酒を時折楽しんでいるから、頭頸部癌の危険性が増す。アフタ性口内炎は、激しい片側性の喉痛をきたし、嚥下に際して耳に放散することも多い。扁桃膿瘍でも同様なことが起こる。これらはすべて、徹底的な診察によって除外することができる。

患者の話を聞きながら、マンは患者を眺めた。細身で日焼けしており、健康そうに見えた。だから進行癌の可能性は低かった。次いで、耳、鼻、口を綿密に診察した。前医が診た時と同様で、異常所見はなかった。痛みは喉から始まっているので、そこは徹底的に診察する必要があった。マンは患者の鼻の孔へ表面麻酔薬を噴霧してから、一方の先端には長く細い黒いチューブが、もう一方の先端には接眼レンズが装着された、奇妙な外見の器具を取り出した。彼は鼻の孔へ、そのフレキシブル内視鏡をくねらせて挿入し、中咽頭を経て喉に到達させた。その間、彼は接眼レンズを通して途中の暗く細い通路を凝視し、到達地の薄暗い奥まった部位や割れ目などを観察した。異常はなかった。

マンは微笑んだ。最初の印象が正しかったことを確信していた。「お父さんは脳神経外科医だとおっしゃいましたよね?」。患者はうなずいた。「この診断には大喜びされることでしょう」。彼が持っているのは、三叉神経痛とか疼痛性チックといわれる病気だと、マンは説明した。この病気では、三叉神経と呼ばれる、顔面の知覚を支配する神経が誤射を起こす。すなわち、ささいな刺激に過剰反応を起こすのである。食べたり、飲んだり、あるいは軽く触ったりといったちょっとした行為が引き金となって、この患者の言う耐え難い痛みの発作が生じる。疼痛性チックという命名について一言すると、これは疼痛に対して示されることの多い特徴的なしかめっ面からきているが、チックというのは、本来は不随意の制御できない筋痙攣のことだから、この命名は誤称のようなものである。しかし、言い得て妙な表現ではある。

三叉神経痛は主に五〇歳以上の年齢層に生じ、男性よりも女性に多い。この病気が初めて記載されたのは千年以上も前になるが、原因はごく最近まで謎のままだった。今では最もよくある原因は分かっており、顔面の知覚を支配する三叉神経の一部が脳を出て、額、頬、口や喉の皮膚や粘膜へ走行しようとするところで、血管に圧迫されて起こるのである。この圧迫が神経の保護被覆を腐食してしまうために、誘発がごくわずかだったり、なかったりしても神経は興奮し出してしまう。なぜこういう圧迫が起きるのかは分かっていない。似たような状況をきたす病気が他にもあると、マンは付言した。稀ながら多発性硬化症が同様な症状をきたす。さらにもっと稀なものとして、この三叉神経を侵す脳腫瘍が同様な症状を起こすことがある。こういった可能性があるので、ＭＲＩが必要になることもある。

このような条件は付くが、基本的な治療目標は疼痛管理である。自然治癒することも時々はあるが、何年も続くこともある。マンは即効用の強力な鎮痛薬と、神経痛治療に効果ありと証明済みの抗痙攣薬を開始した。手術で圧迫を解除する方法もあるが、この手のすべての手術と同様に油断ならない仕事であり、可能なら避けたいものである。

私の友人である患者と次に話した時は、調子はずっと良くなっていた。「今日、初めて痛みなしで起床できたよ」と彼は言ってくれたが、薬の開始からわずか一週間しか経っていなかった。彼は父親に電話して、自分の病名を告げていた。「父は、薬が効かなかった場合に候補になるような、素晴らしい神経外科手技をすべて教えてくれたよ」と彼は笑った。一つは、顔面に針を通して神経を破壊する方法。もう一つは、頭骸骨にドリルで穴を開け、動脈を神経から離す方法。「だから父にきっぱり頼んだんだ。お父さんが手術してよって。父が現役だろうと引退してようと、もし手術が必要になるようなら、彼にしてもらうよ」。

頭部へのアイスピック

五四歳の女性は静かに座り、それまで何度もしてもらっていたように、指圧療法士に首筋を揉んでもらっていた。すると突然、彼女の左耳にシューという大きな拍動性の雑音が聞こえた。何年も前に心エコーを受けた時に聞いた自分の心音を思い出したが、今回のはずっとずっと大きかった。指圧療法士は揉むのをやめたが、雑音はやまなかった。

雑音は彼女の耳を律動的に、大きく、しつこく叩くような感じだった。持続的だったが、横になったり、ある方向に頭の向きを変えたりすると増悪した。ふだんは鬱陶しいくらいですんだが、時には大きくなりすぎて、他人が話すのが聞こえにくくなることがあった。それでも最初のうちは何とかやっていけた。

数週間経った頃に突然、頭部の左側をレンガで殴られたような感じに襲われた。激しい痛みだった。作業を止め、部屋を暗くして横にならないといけなかった。片頭痛だろうとかかりつけ医は言って、ゾルミトリプタン（ゾーミッグ）という特効薬を処方し、脳ＭＲＩを依頼した。しかし、薬も画像も役に立たなかった。頭痛はさらに二日間続いた。その後はシューという雑音が基底にあり、この片頭痛が時々やってきては去ってゆくという案配だった。

かかりつけ医は神経内科医の受診を勧めた。神経内科医は、指圧療法士の手技による何らかの損傷を探すために、脳動脈系のＭＲＩを依頼した。これが正常だと返ってくると、彼の診断は、耳鳴（「鳴る」を意味するラテン語から来ている言葉だが、頭や耳の中で音を感じること）および片頭痛になった。

耳鼻科医は聴力検査をし、軽度難聴が分かった。脳静脈系のＭＲＩが依頼されたが、これも正常だった。

また別の耳鼻科医にもかかったが、検査を点検した彼は、同じく耳鳴と軽度難聴を指摘し、耳管失調を追加した。雑音や頭痛の取り除き方に関するアドバイスは、どの専門家からも得られなかった。

数ヵ月後に、患者は線維筋性異形成と呼ばれる病気について読むことがあった。それは動脈壁が厚くなって内腔が狭窄し、腎臓や脳などの重要臓器への血流が制限される稀な病気である。この病気ではないだろうか？　彼女は記事に引用されていたニューヨーク市のマウントサイナイ医療センターの血管医学部長、ジェフリー・オーリン医師の予約を取った。オーリンは、心臓から脳へ血液を運ぶ血管、すなわち頸動脈の詳細な画像を撮る手はずを整えた。

技師が患者の静脈へ造影剤を注射していた時、突然、アイスピックで突き刺すような痛みが、彼女の頭蓋のてっぺんから両耳を通して鎖骨に抜けた。彼女にできたのは、悲鳴を上げないことだけだった。彼女の持病の片頭痛よりもずっとひどかった。オーリンの憂慮は速やかだった。造影剤の注射によって圧が少し上がったことで、患者の頸動脈の脆い部分が裂けてしまったのだろうか？　画像上は裂け目はなかったけれども、彼女の頸動脈は正常ではなかった。心臓から脳までの道中で曲がったり、てんでばらばらの方向を向いたりしていた。痛みや頭痛や雑音が始まった左側には、三六〇度のループを巻いていた箇所もあった。

この種の異常があれば、耳鳴と片頭痛をきたし得るのはオーリンには分かった。しかし、彼女の顔から首にかけて時折起こるナイフで引き裂いたような痛みは、彼には説明できなかった。最初にかかったのとはまた別の神経内科医は、損傷した頸部の筋肉からくるかもしれないと思い、筋弛緩薬を処方してくれたが効き目はなかった。

血管外科医は、側頭動脈炎という診断を下した。頭部、両眼、顔面の動脈の炎症であり、失明や脳卒中をきたす病気である。高容量の副腎皮質ステロイド薬が開始され、リウマチ医に送られた。リウマチ医は超音波と動脈生検を依頼した。両者ともに正常だったので、ステロイド薬は中断された。疼痛と雑音は継続した。

去年の夏に、患者はコネチカット州ウォーターベリーの私の診療所にやって来た。彼女は、自分がこの二年半の間抱えている痛みの原因を解明できますかと私に聞いた。彼女は、以前はスカイダイビングやハイキングや登山を楽しんでいた。それが今や、一階から二階へ上るだけで頭に耐えがたい痛みをきたすのだった。

医学では、まず致死的な病気を除外するのが必須であり、次いで、死んだほうがましだと思わせるような病気を考えるのである。患者には腫瘍はなかった。これまでのＭＲＩ検査では、血管の裂け目は認められなかった。それでもやはり、彼女の話から類推すると、指圧手技や造影剤注射が、何らかの小さな外傷をきたしたと考えるのが素直なように思われた。こういった損傷が痛みにつながるのだろうか？　彼女を診察したところ、頸部の左頸動脈の上に圧痛点があった。頸動脈痛――元はギリシャ語であり、疼痛性頸動脈の意味――という病気の可能性があるだろうか？　稀ではあるが、頸動脈の炎症によって起こる病態としてきっちりと記述されている病気である。原因は分かっていないが、片頭痛の患者に見られることが多く、片頭痛の予防に使われる薬剤で治療できるのがふつうである。私はその薬を開始し、数週間後に再診してほしいと言った。彼女は楽観視し、私もそうだった。

私はこの間、内科専門医たちが十年毎に受けなければならない試験の勉強で忙しかった。本を読んでいると、ビクトリア朝の響きを持った持続性片側頭痛という名前の稀な病気にたまたま出会った。あまり覚えていなかったので、もう少し勉強するためにグーグルに向かった。クリックした最初のサイト――ある女性の自らの頭痛に関する記録――を見て、私にかかった患者のことを即座に思い出した。医学文献も読んでみたが、魅了された。

持続性片側頭痛は致死的でなく、日常的な頭痛であり、頭部の片側の持続的な疼痛の上に、鋭い痛みが時折かぶさってくるのが特徴の病気である。痛みが激発する時には、涙目、鼻水、瞼の腫れや縮瞳といった他の症状が付随することが多い。注目すべきは、この型の頭痛のほとんどは、インドメタシンという何十年も存続している安価な薬物の服用で改善することである。

私の患者さんは、目の症状については語らなかった。それでも、彼女にこの稀な病気があるだろうか？　彼女に電話してみた。頭痛と雑音はなくなっていなかった。私の処方薬は効かなかったのだ。頭痛が最も激しい時に、涙目や瞼の腫れがありますか？　私は息を殺した。もしこういった症状があるなら、持続性片側頭痛は本物なのだ。

はい、と彼女は答えた。時には左目だけが、風邪をひいたかと思えることがあった。その目の瞳孔に何か変わったことはなかったですか？　ありました。痛みが特に強い時、彼女は左の瞳孔が縮小しているのに気づいていた。症状は軽かったので、彼女がそのことをしゃべることはなかったし、今まで誰もそのことを質問しなかった。

私はとても興奮した。調べて見つけたことを彼女に話し、インドメタシンを二週間分開始した。何週間かが経って電話をしてみた。気分はどう？　彼女は私の質問に笑うのだった。インドメタシンを開始して数日で頭痛は消えてしまいましたよ、と彼女は言う。こんな次第だった。だがその時、彼女にはあまりしゃべる時間がなかった。何人かの友人とハイキングに出かけるところだったのだ。彼女は本来の姿を取り戻し、元の活動水準に戻るために懸命に努力していた。数週間後には、私の診察を受けに来ることになっている。

第四章　息ができない

死に至る痒さ

「息ができないわ」。その女性は、かすれた弱々しいうめき声を漏らした。彼女の妹は、アイオワ大学病院救急室の受付の向こう側にいる事務員を、やきもきしながら見ていた。うめき声の女性はふらふらし出した。呼吸は速く、荒かった。胸はあえいでいた。彼女は、スウェットシャツの首の部分を引っ張った。突然にそこらがきつくなったのである。シャツを頭から脱いで床に落とした。Tシャツの下には何も着けていなかった。というのも、この発作が起こった時、彼女はベッドに入っていたのである。

五四歳のその女性は、妹が見つけてくれた車椅子に倒れ込み、救急室の中心部に素早く運ばれた。その後にぼんやり見えたものは、皆の心配そうな顔や、針類、数々の医学的な情報装置だった。血圧は危険なほど低く、心拍も速かった。エピネフリンと副腎皮質ステロイド薬が投与されたが、それから何時間も経って、やっとその夜に何が起こったのかを説明できるまでに回復した。

アイオワの田園地帯の母親の家に泊まっていたと、彼女は救急医たちに語った。ちょうどベッドに入ろうとした時に、両手掌に突然チクチクした感じが生じた。彼女はその感覚がどういうものかが即座に分かった。過去八年間に二回、同様の奇妙な痒みを両手、時には両足にも経験したことがあったのである。そしてどちらの場合も、その後に喉詰まりの恐ろしい感覚に襲われた。

彼女は数キロ離れた妹の家へ車を走らせ、そこから病院までは妹が運転を代わった。彼女は車の窓を開け、極寒の冬の夜の空気を入れた。息をしようとあがいた。目の前に黒点が浮かんだが、失神しないように頑張った。

彼女はこの種のアレルギー反応を二回経験していたわけだが、その二回とも今回ほどひどくはなかった。すでに勉強もしていたので、これが死に至る可能性があるアナフィラキシーショックであることも分かっていた。薬が投与され、症状は治まった。その夜は病院に泊まり、今回の発作が終わったのが確認されてから、母親のもとに帰宅した。そして早速、地方のアレルギー専門医に診てもらう予約を取った。

その専門医は二時間近くもかけて、彼女が暴露した物を調べ上げた。すなわち、命に関わるこのアレルギー反応を誘発したかもしれない食物、植物、毒素、その他の一切の物をである。その日は、新たに暴露した物は何もなかった。彼女が食べたり触ったりした物はすべて、この最新の発作の前後に彼女が何回も接している物だった。成人の重症アレルギー反応の最も多い原因は食物だが、専門医は容疑者を特定することができなかった。当惑した彼は、将来もし診断が分かったら、その情報を共有させてほしいと彼女に頼むのだった。

ニューヨーク州ロング・アイランドの自宅に帰ってからの数ヵ月間、彼女は食べた物すべてが心配だったし、毎夜ベッドに入るのが不安だった。彼女は常に抗ヒスタミン薬（ジフェンヒドラミン系）の瓶とエピペン（アドレナリン自己注射薬）を身近に保持していたが、次回起きた時に病院から遠いところにいたらどうなるだろうと考えると、薬で自衛していても恐かった。

次の発作が起きたのはちょうど一〇ヵ月後だったが、彼女はすでにニューヨーク州イースト・パチョーグにある、ブルックヘブン記念病院に入院していた。サルモネラによる重症胃腸炎に対して抗菌薬治療中だった。何日にも及ぶ流動食の後の最初の食事は、牛の胸肉とジャガイモとニンジンだった。良い匂いがしたが、食欲はなかった。それでも、帰宅に至る第一歩だと分かっていたので、幾切れかは努力して食べた。

二、三時間経つと、頭のてっぺんに奇妙な痒みを感じた。反射的に引っ掻いた。その時彼女には、これがどういうものかが即座に分かった。よりによってこんな時にと思った。彼女は自分の体に液体を注ぎ続ける点滴の支柱をつかんで、廊下へ走り出た。「看護師さん、看護師さん」と彼女は叫んだ。心拍は速くなっており、次に起こることも彼女には分かっていた。手術着の病院スタッフたちが押しかけてきた。パニック発作が起こったのか？　いえ、アレルギー発作だと彼女は答えた。

皆は彼女がベッドに戻る手助けをしてくれて、酸素と抗ヒスタミン薬（ジフェンヒドラミン系）と副腎皮質ステロイド薬が投与された。何が起きたのかと、だれかが尋ねた。彼女は、これまでの一切の出来事と、今回初めて実感したことを話した。すなわち、彼女の発作のどれもが、牛肉を食べた数時間後に起きているようなのだ。ハンバーガーやステーキを食べるたびに彼女が発作を経験するというわけではなかった。牛肉は日常的なものだったし、好物の一つでもあった。しかし、発作の前には必ずステーキ――今回は牛の胸肉だが――を食べていたのも確かだった。

医者たちは半信半疑だった。新たな食物アレルギー、特に彼女のような重症型は、成人では稀である。彼女に注射されていた抗菌薬のどれかに対するアレルギー反応の可能性のほうが、ずっと大きいと言うのだ。彼女は、この説には合点がいかなかった。というのは、今回の発作は説明できるかもしれないが、今までのはどうなのか？　抗菌薬なんて使っていなかったではないか。医者たちからは返事がなかった。

ある看護師には、また別の説があった。その説は、この患者も以前に聞いたことがあったのだが、にわかには信じがたいものだった。その看護師は、ある種のマダニがいて、それにかまれると牛肉アレルギーになってしまうと、患者に話すのだった。患者はその話についてはあまり知らなかった。一度は調べてみる価値があると看護師は勧めた。

患者はマダニにかまれたことはあった。ロング・アイランドに住んでいて、かまれたことのない人はいるだろうか？　だが、かまれることでこの奇妙な反応が起こるなんてことがあるだろうか？　彼女が帰宅して調べてみたところ、実際に起こり得るものだと分かった。孤独な星ダニ――背中に白い星形の斑点があるゆえの命名――にかまれると、哺乳動物の肉に対するアレルギー反応を起こすことがあるのだ。引き金となるのは、ガラクトース-アルファ-1,3-ガラクトース、もっと略式でアルファ-ガルと同定される糖質であり、あらゆる非霊長類哺乳動物の肉に認められる炭水化物である。

マダニ咬傷《こうしょう》が、どのようにこのアレルギーの引き金となるのかは分かっていない。マダニ――フロリダ南部からメインにかけて、さらに西はアイオワにまで生息――と、結果として生じるアルファ-ガル アレルギーとの関連性は、バージニア大学教授のトーマス・プラット＝ミルズ博士によって二〇〇九年に初めて記載されたが、彼自身がこの障害にかかっていた。アレルゲン摂取後、数分以内に症状をきたす大抵の食物アレルギーとは異なり、アルファ-ガル アレルギーは遅発性である。症状――発疹、吐き気から息切れ、アナフィラキシーまで幅がある――は、肉を含む食事を摂取して四～六時間経って出現する。一層奇異なことに、同様の食事をしても毎回起こるわけではない。

哺乳動物肉アレルギーの診断は、アルファ-ガルに対する抗体を同定する血液検査によって確定される。患者は、季節性アレルギーのことで何年も前に診てもらった、アレルギー専門医のダイアン・シメルマン医師に連絡を取った。シメルマンは、病院での最後の発作までに摂取したすべての食事の一覧表を彼女に作ってもらい、その一覧表にあるすべての物——すなわち黒コショウやパセリ調味料に至るまで——に対する抗体を探す血液検査を依頼した。もちろん、アルファ-ガルに対する抗体検査を忘れることはなかった。

最初の結果は、その週内に返ってきた。肉に対する中等度アレルギーはあったが、それ以外はすべて正常だった。翌月に、抗アルファ-ガル抗体の結果が返ってきた。彼女には、ガラクトース-アルファ-1,3-ガラクトースに対して著しいアレルギーがあった。彼女は哺乳動物の肉、およびそれに由来する一切の物——ジェローやゼラチンから作られるその他の食物と薬品も含まれる——の摂取を避けねばならなかった。肉を扱ったグリルの上で料理された食物であっても、アルファ-ガルで十分汚染されていて、アレルギー反応の引き金を引くことがある。

彼女は、かつて診てもらったアイオワのアレルギー専門医に連絡し、自分の病気について話をした。彼は驚いた。この現象についての講義を最近になって受けたところだった。彼女を診る前に、こんな病気を経験したことはなかった

彼女のようなアイオワからの移住者にとって、牛肉と哺乳動物由来の肉を諦めるのはたやすいことではない。肉汁たっぷりのハンバーガーやステーキを思い浮かべるだけで、お腹の虫がグーグー鳴る日もあると、彼女は私に語る。しかしその時は、恐怖とアイオワ病院への長い道中を思い出し、鶏肉と魚肉と野菜に終始するのである。

液体であふれかえって

自分たちは診断を求めているわけではないと、中年女性が説明してくれた。夫の診断はもうついている。彼が受けているあらゆる治療にもかかわらず良くならないのはなぜか、それを明らかにする手がかりが欲しいだけだと言う。

一年半前までは、五四歳の夫は全く健康だった。一日も仕事を休んだことはなかったし、風邪でそれほど多くアスピリンを飲んだこともなかった。ある時、インフルエンザかなと思える症状があった。熱と鼻づまりが治っても、体の節々のひどい痛みが続いた。絶えず咳が出たし、疲労困憊してしまって、ほんの郵便受け箱まで歩くだけで空気が足りなくてあえいだり、疲れで震えたりした。

それでも彼は仕事に戻った。コネチカットの田園地帯にある製品工場で、機関車を運転する自分の仕事を楽しんだ。さらに加えて彼は仕事人間なのだと、妻は私に打ち明けてくれた。ずっと忙しかったのだが、仕事に戻って二、三週間後のある朝、職場へ車を走らせていた時、突然にガタガタ音を立てながら路肩を超え、草むらに横滑りさせてしまった。彼が覚えているのは、一分前には道路にいたのに、一分経ったら外れていたということだけだった。病気になってから初めて不安な気持ちになった。

応急処置をしてもらいに行った。胸部写真では、両肺の周りに液体が認められた。心電図も異常だった。彼を診てくれた看護師は心配した。彼女は肺炎かもしれないと思い、抗菌薬を処方し、循環器内科医に紹介した。

彼はその後、多くの医者の予約を取る羽目に陥ったが、これがその最初だったし、自分一人で医者に診てもらいに行く最後になった。妻が心配だったのは、彼女の目の前でやつれていくのが見えるうえに、夫がおとなし過ぎて医者にちゃんと質問しようとしないからだった。

循環器内科医が二度目の胸部写真を依頼したところ、両側の胸水はさらに増えており、そのために彼は深い呼吸ができなかった。循環器内科医は、一リットル以上の透明な黄色い胸水を排液してもらうように手配した。気分は良くなったが、持続しなかった。数日すると息切れが戻ってきた。

二週間後に呼吸器内科医に診てもらったが、再度の一リットル以上の胸水排液を勧められた。患者のお腹も、さらに多量の液体で膨隆するようになってきた。これは一体どこからやってくるのか？　誰も答えられなかった。胸水は同じほど速やかに再貯留したので、医者たちは患者を病院へ送った。

病院で心エコー——心臓の超音波——をすると、今度は心臓の周囲の嚢である心膜に液体が貯留しているのが分かった。心臓はほとんど駆出できていなかった。彼は急いで手術室に運ばれて、心膜に穴があけられて液体が排出され、心臓が正常に駆出する十分な余裕ができた。専門医たちは次々に、この液体の洪水の理由を探した。心臓自体は強靭だと告げられた。肺にも肝臓にも問題はなく、感染症も癌もないとも。

ついにリウマチ専門医が答えを見つけた。シェーグレン症候群という病気の検査が陽性になったのである。この自己免疫病においては、体を潤滑にするのに必要な液体を作る組織を白血球が攻撃してしまう。シェーグレン症候群の患者は、涙が十分に作られないために眼球乾燥（ドライアイ）、唾液が十分に作られないために口腔乾燥（ドライマウス）をきたすことが多い。皮膚乾燥があったり、諸関節や消化管にも支障をきたすこともある。

患者も医者たちも、ついに診断がついて嬉しかった。それでも問題は残った。シェーグレン症候群の大半では、病気自体の治療は不必要であり、治療の対象は乾燥症状や不快感に向けられる。この患者の場合は、途方もなく過剰な液体産生が奇妙だった。リウマチ専門医は、未分化結合組織病という病気が合併している可能性を考えた。患者は直ちに、二種類の免疫抑制剤を投与された。

患者は二、三週間毎に、一〇～一二リットルを胸腔と腹腔から排液しなければならなかった。第三、次いで第四種類目の薬が追加された。数ヵ月間治療して軽快しなかった時に、妻はセカンド・オピニオンを強く求めるようになった。そこで、ニューヨーク市の別のリウマチ専門医を紹介されたが、そこではさらに別種の免疫抑制剤の使用が示唆されるのだった。

私がその年の夏に初めて患者に会った時は、四種類の薬を服用中だった。にもかかわらず、腹腔と胸腔から何リットルも排液しなければならない事態は続いていた。

患者とその妻の悲惨な遍歴を聞いた後で、一体何が起こっているかの手掛かりを得ようとして、私は丁寧に全身を診察した。両腕は針金のように細く、骨と筋《すじ》張った筋肉だけだったし、覆っている皮膚はだらんと垂れ下がっており、相当な筋力低下を反映していた。それにひきかえ、お腹は巨大で、サンタさん二人分くらいあった。お腹の皮膚は、ドラムのようにピンと張っていた。首は腕と同じように細く、両側の静脈は血液で非常に拡張していた。

彼が身支度を整え、私が自分の考えをまとめてから、これほど大量の液体貯留をきたす原因は心臓以外にはないと、私は夫婦に説明した。それは違いますと、彼は断固として言い張った。心臓専門の先生があらゆる検査をして、自分の心臓は強靭であると請け合ってくれているというのだ。私は彼らに、彼らが収集して慎重にまとめた分厚い記録を熟読し、計画を練ってみると約束した。

こういったことのすべてが、彼の自己免疫病で起こっているとは到底思えなかった。シェーグレン症候群があり、ひょっとしたら未分化結合組織病を合併していたとしても、それらは現在治療されているのである。もし治療が失敗なのであれば、治療している対象が患者の病気の原因ではない可能性を考えるべきであり、また他に何が考えられるかを問うてみるべきなのだ。

私は執拗に調べ上げ、思案し、こういった症状が生じ得る稀な病気の一覧を考え出した。イエール大学の友人で、先輩でもあるアンドレ・ソフェア医師にも聞いてみた。彼は、私が研修を受け、今は教える側にいる総合内科で教授をしている内科医である。彼の答えは稀な病気ではなく、馴染みのある病気だった。原因はもちろん心臓でしょう、と。心臓はいろいろ検査されていて、疑いは晴れているのだと患者が話したことを、私はアンドレに語った。彼は驚いたが、別の原因にも関心を向けてくれた。そして、私の一覧に幾つかの項目を加えてくれた。

患者にはさらに諸検査を受けてもらったが、それらが正常と返ってきた時、私はアンドレの最初の直感にもう一度思いを馳せた。やはり心臓ではないのか？　こういった状況で、私はロシアの一つの格言を思い起こした。それはロナルド・レーガンが、中距離弾道ミサイル規制条約について、ミハイル・ゴルバチョフと交渉中に使ったものである。すなわち、信頼はするが、検証がやはり必要だ。

心筋が、たとえば心臓発作によって損傷を受けると、血液を十分に駆出できなくなり、後方に液体が溜まってしまう。うっ血性心不全と呼ばれるこの状態が、一つの可能性である。しかし、怒張した頸静脈は、別のもっと稀にしかない収縮性心膜炎を示唆する。この病気では、心膜はウイルス性感染症などによって損傷を受け、治癒する際に縮むのである。そうすると、この縮んだジャケットで身動きが取れなくなって、心臓は体に必要な血液のごく一部しか駆出できなくなる。当初のインフルエンザ症状をきたしたウイルスが、患者の心膜を攻撃したのだろうか？

患者に心エコーを再度受けてもらった。心臓は懸命に拍動するのだが、縮んで肥厚した心膜の内側にあるために抑制されて、正常量の血液を駆出できていないのが判明した。私は彼がかかっているリウマチ専門医と話し合い、免疫抑制薬をすべて中止してもらった後に、イェール大学で評判の高い心臓外科医、ジョン・エレフテリアデス医師に紹介した。エレフテリアデスは、損傷した嚢を切除してくれた。彼が、瘢痕化した心膜の長さにわたって第一刀の切開を入れるやいなや、心臓から駆出される血流は二倍以上になった。

手術からの患者の回復は著しく速かった。胸部の正中には約三〇センチの傷が縦に走っているが、手術して二週間以内には帰宅して、散歩できるようになった。三週間後には職場復帰もできた。そして、夫婦で楽しむことはもうないだろうとほぼ諦めかけていた休暇シーズンの準備にも、ちょうど間に合ったのである。

筋骨隆々

その若い教師は、一〇代の若者たちの列の間を行きつ戻りつしていた。教師の仕事を始めてまだ二日目だったので緊張していた。心臓は鼓動を打っていた。ネクタイが信じられないほどにきつかった。突然、息がしにくくなった。しかもとてもひどく。冷や汗が玉のように顔に滴り落ちるのが分かった。時計をちらりと見た。授業の終わりまで何とか持つだろうか？　ついにベルが鳴って、授業が終わった。

医務室への廊下が、やたらに長く伸びたように思えた。呼吸運動を繰り返しているのは確かなのに、肺にうまく空気を取り込めない感じだった。「息ができない」と彼はしわがれ声で叫び、医務室のドアにもたれかかった。学校看護師が、彼をベッドに連れて行ってくれた。彼女がもっと情報を得ようと質問するのは聞こえるのだが、なかなか話せなかった。彼女はネクタイを外して、口と鼻を覆うマスクを着けてくれた。冷たい酸素がさっと流れてきて、水もないのに溺れるような感じからは少し楽になった。次に彼が覚えているのは、救急車に運び込まれる場面だった。

病院での診断は広汎性肺塞栓症だった。これは体のどこかにできた血塊が砕けて、その一部が血流に運ばれ、肺の血管に辿り着いたものである。この患者の場合は血塊が非常に大きくて、肺の太い血管に詰まってしまい、血流の大半が肺の末梢に届かなくなり、吸入した酸素の取り込みが覚束なくなってしまった。抗凝固剤が開始され、集中治療室に入室となった。状態が落ち着くやいなや、医者たちの関心は血塊自体に向けられた。それはどこからやってきたのか？　どうしてできたのか？　もう一度同様の事態が起きれば死ぬ恐れがあるので、明らかにする必要があった。

私たちの生命は、血液が凝固する能力に依存している。しかし、体の中で起こる他のすべての事象と同様、それらが起こる事情や状況が大切である。適切な部位で、適切な時期であれば、血塊は制御できない流血をも止めて命を救ってくれる。別の状況では、同じ血塊が命取りになることもある。血塊は、通常は血管の損傷部位にできる。また血流が止まった時にもできるので、旅行とか寝たきりなどで長時間動かないようなことが起こると、血塊ができる危険性は大きくなる。さらに、ある種の薬剤——エストロゲンや副腎皮質ステロイド薬など——にも、血塊が産生されやすくなるものがある。血液が固まりやすい遺伝的異常をもった人たちすらいる。こうしたことから、血塊の原因を見つけることは、次に起こり得る危険性を評価するうえで大切なのである。

そこで、医者たちは患者を詳しく観察した。両脚には何もなかった。というのも、病理学的な血塊は脚に最もできやすいのである。胸部、腹部、骨盤のＣＴスキャンには何も映らなかった。最近は旅行もしていなかったし、病気になったこともない。薬も飲んでいなかった。医者たちは、彼の血液が固まりやすいという証拠を得るために、いろいろな血液検査を発注した。だが、すべて正常だった。これ以外には健康なこの青年に、なぜ血塊ができたのかは分からなかった。自分の病気の説明をつけてもらえないのは、患者としては耐え難い。診断は不確かなのに、受け入れ難い治療だけは確かだとなれば、なおさら耐え難い。というのは、この患者はこれから一生にわたって、抗凝固剤のワーファリンを飲み続けねばならないと宣告されたのである。彼は二三歳でスポーツ好きだった。高校では野球とバスケットボールを、大学ではラグビーをやった。しかし、抗凝固剤の副作用で血液が固まりにくくなると、これらのスポーツは危険である。この薬は肺塞栓症の再発から彼を守ってくれるかもしれないが、そのかわり出血の危険性のあるあらゆる行為を避けねばならないことになる。

患者は別の選択肢を希望し、すぐれた診断医として評判の高いイェール大学の血液内科医、トーマス・ダフィ医師を探し出した。ダフィは、医者たちが途方に暮れた時に頼るような医者だった。多分この医者なら、まさに破壊的な自分の肺塞栓症の原因を突きとめ、ワーファリンから逃れさせてくれるかもしれないと、患者は期待したのだ。

ダフィは六〇歳代の背が高く壮健な男性で、蝶ネクタイを好み、的確で思慮深い物言いをする人だった。彼は患者の話に耳を傾けた後、幾つか細かい点について尋ねた。その血塊ができる前の数週間は、どんな運動をしたのか？　重量挙げを隔日に、その間にはランニングないし水泳だった。運動成績を向上させるための薬物を摂ったことがあるか？　昔は摂ったが、最近数年間はやっていない。

ダフィはどんな病気があり得るか、その可能性を考えた。通常の容疑者はすでに除外されているから、この血塊をきたした病気は稀なものだろう。心臓、肝臓、脾臓といった臓器の一つに血塊が形成されて、そこから肺に飛ぶという可能性はあるだろうか？　今までに撮られたＣＴスキャンではその形跡はない。心筋に生じる稀な腫瘍の粘液腫なら、心臓自体の中に血塊をきたすことがある。その可能性はあるだろうか？　発作性夜間へモグロビン尿症と呼ばれる稀な血液病で、肝臓や脾臓や皮下に血塊が生じることがある。こんな稀な可能性もあるだろうか？　身体診察で何らかの手がかりが得られるかもしれない。

患者が診察のために衣服を脱いだ時、ダフィはたちどころに、彼の上半身の筋肉が見事に発達しているのに強い印象を受けた。「男性用フィットネス雑誌に載っている青年のようだった」と、ダフィは後に私に語ってくれた。それ以外には診察で異常はなかった。

その時ダフィは、何十年も昔の医学生の頃に習った診察手技を思い出した。患者の腕をまっすぐにして、床に平行になるように持ち上げた。手首の脈の上に慎重に指を当てて、その腕を患者の後ろ側にまで動かした。それから患者に、頭を上に傾けるようにしたまま、保持されている腕の反対の方を見るように指示した。脈が消えた。ついで患者に前を向いてもらうと、脈が復活した。ダフィはその手技を繰り返した。再度頭を回してもらうと、やはり脈は消えるのだった。何が血塊をきたしたのか、ダフィは即座に分かった。

血液を心臓から肩や腕へ運び、また逆に心臓へ持ち帰る血管は、鎖骨の下側で、かつ胸郭最上部の第一肋骨の上側にある、狭い空間を通過しなければならない。肩や首に肥厚した筋肉があったり、余分な肋骨が一本あったりすると、この小さな隙間はさらに狭くなってしまう。この障害は胸郭出口症候群として知られていて、上肢をことのほか使う若い運動選手——野球のピッチャーや重量挙げ選手——や、腕を肩の上で使う職種の人たち——画家、壁紙張り、黒板にものを書く教師——に見られるのがふつうである。このような人たちが腕をある位置に置くと、過剰な筋肉や余計な骨が、鎖骨と第一肋骨という二つの構造の間の空間を一層狭め、血流がそこで、あたかも水まきホースがねじれたかのように断ち切られてしまう。血液は腕に届かなくなって脈は消えてしまう。血液は腕から戻ってこなくなり、そこに留まり、血塊が形成されることがある。腕が動いて血管が再開すると血流も回復するが、もし血塊が形成されているような場合は、解き放たれて肺に飛ぶことになる。

この胸郭出口症候群以外では血塊が説明できないことを確かめるために、ダフィはいろいろな検査を追加した。その後に彼は、この狭い隙間を広げるために両側の第一肋骨を除去するという、稀で難しい手術の経験がある外科医へ患者を紹介した。九ヵ月後の夏に、患者は手術を受けた。その三ヵ月後には、ワーファリンを中止することができた。四年後には、生徒を教え、スポーツを楽しみ、重量挙げも難なくこなせるようになっていた。

私がこの症例のことをダフィに話すと、彼は「あの途方もない筋肉を見たことで、この稀な解剖学的異常や随分昔に学んだ手技を思い出したのですよ」と思い起こしてくれた。ダフィが試みたこの昔風の手技のことを、私は聞いたことがなかった。この手技や他の身体診察技術の中にも消えゆく伝統となっているものがあり、数々の高度画像技術に多かれ少なかれ成功裏に置き換わってきている。しかしこの症例では、古い伝統が、近代的画像技術に成功裏に置換されたとは決して言えない。もし医者がこの簡単な検査をしていなかったら、患者の異常は見過ごされ、必要もない服薬を続けなければならず、もちろん愛好するスポーツなど全く楽しめずに終わっていたかもしれないのである。

苦戦

階段を半分上がったところで、えらく息切れしていることに彼は気づいた。階段を上がり切ると立ち止まり、座って一息入れなければならなかった。こんなことは今まで一度もなかった。「恐かったですよ」と、彼は中年の医者に言った。彼が自分の症状を述べているその医者は、かかりつけ医を除くと、階段を上ったその日から数えて三番目の医者になる。

「病気というわけではないのです。気分が悪いこともなかった。ただ息ができなかったのですよ」

彼は五〇歳代の健康な男性で、かかりつけ医にかかることもめったになかったが、その日はすぐに診てもらおうと思った。かかりつけ医に症状を聞かれたが、改めて述べることはあまりなかった。風邪の症状はなかった。熱や寒気もなく、節々も痛くなかった。体重減少もなかったし、疲労感もなかった。しかし何らかの活動をすると、それがどんなことであれ、五〇メートルばかり走ったかのように息が切れるのだった。コレステロールが高い以外には医学的問題はなく、それを下げるためにリピトールを内服していた。喫煙歴は全くなかった。機会飲酒家であり、強健とは言えないが活動的であり、個人で弁護士業を営んでいた。

患者はハシバミ色の瞳で、真剣なまなざしだが穏やかな微笑みを浮かべていて、五九歳の実年齢よりも若く見えた。しかし、診察室へ歩こうとすると、息が荒くなることに医者は気づいた。診察台へ体を移そうとするまでに、彼は汗をかいていた。呼吸促拍以外には、身体所見にほぼ異常はなかった。特記すべき所見としては、呼吸毎に両肺の下半分でベルクロファスナー（マジックテープ）がはがれるような、静かだが異常な音が聴診器で聞こえることだった。

患者の病歴と肺の診察からは、肺炎はまずなかった。肺炎ではふつう発熱や咳という病歴があるし、診察で最も多い所見としては、胸の奥で聞こえる長めのいびき様の音がある。もっと悪い前兆として、肺の罹患部位が静かで、空気が移動する正常音がほとんど聞こえないということもある。彼の症状は突発しているし、労作による増悪が見られるので、肺ではなく、心臓が原因なのではないかとかかりつけ医は考えた。

患者は心臓病を患いやすい年齢だし、コレステロールが高いという病歴もある。かかりつけ医は、患者を近隣の循環器科医に送った。胸部X線写真も依頼しておいた。循環器科医は、心臓に関しては健康証明書を出した。運動負荷試験では、心臓への血流減少は認められなかったし、心臓超音波検査でも心臓の鼓動は正常だった。

しかしながら、胸部写真が正常ではなかった。両肺の基底部に浸潤影――暗くなければならない場所に見える明るい部分――が認められ、空気と繊細な肺組織以外に何かが存在することが示唆された。そういう所見で最もふつうなのは肺炎なのだが、患者には息切れ以外には肺炎らしい症状はないのだった。

循環器科医が心臓を除外したので、かかりつけ医は抗菌薬を一週間試みた。効果がなかったので、地方の呼吸器内科医に診てもらうことになった。副腎皮質ステロイド薬が一週間試されたが、改善はなかった。そこで患者は、サウスカロライナ州の医科大学の呼吸器内科専門医、チャーリー・ストレンジ医師を探し出した。ストレンジは患者の話を聞き、診察をして、すでに撮られている胸部X線写真とCTスキャンを点検した。

それからストレンジは、最も考えられる病気のリストを作った。その第一は感染症である。患者はすでに良い抗菌薬で治療されてはいたが、大方の抗菌薬が効かない稀な起炎微生物も多数ある。別の可能性は、間質性肺炎として知られる肺組織の炎症である。この範疇の病気には多くの稀な障害が含まれるが、いずれも息切れと肺の損傷が生じる。百種類以上の病気があるが、重要なことは、大半が副腎皮質ステロイド薬に反応することであると、ストレンジは説明した。

しかしながら、そのうちの一部はあらゆる治療に抵抗し、時間とともに肺組織を失っていき、診断後数年にして死んでしまうことがある。肺癌もわずかながら可能性がある。患者に喫煙歴はなく、浸潤影も両側にある。これら二つの要素があれば、肺癌の可能性はほとんどなくなるのだが、なかには稀な肺癌があって、急速に反対側に広がったり、最初から多発性に発生することがある。

ストレンジは、稀な感染症の証拠を調べるために血液を送った。間質性肺炎の原因となる病気を調べるための血液検査も実施した。患者は、気管支鏡検査――ファイバー内視鏡を、口や鼻から気道の奥まで挿入する特殊な検査――も受けることになった。肺から採取した細胞や組織から、感染症や癌が解明されるのである。

翌日に検査結果が返ってきたが、感染症や癌の証拠はなかった。ということは、間質性肺炎だということになる。ところでどの間質性肺炎なのか？　正確な診断を下すためには、開胸肺生検という手術を要する。ここで最も重要な課題は、この病気が副腎皮質ステロイド薬に反応するのか、それとも数年以内に死んでしまうのかということである。患者は以前にステロイド薬を試みてはいるが、気分が良くならなかったので、たった一週間で中止してしまっている。ステロイド薬の反応を見るには短かすぎたきらいがある。

気管支鏡は、患者の病気は治療できることを示唆する一つの手がかりを与えてくれた。彼の肺には、好酸球と呼ばれる白血球の分画が非常に多かったのだ。これらの細胞はアレルギー反応と関連していることが多く、それらが間質性肺炎で認められる場合には、強力な抗炎症作用のある副腎皮質ステロイド薬に反応するだろうという意味になる。

ストレンジは、「どんな薬を飲んでいますか？」と聞いた。コレステロールに対するリピトールだけだと患者は答えた。「リピトールは止めて、ステロイド薬を開始して下さい」とストレンジは指示した。「リピトールが悪さを働いていたかどうかみてみましょう」。

彼は家で、自分独自の検査を開始した。途中に踊り場がある階段を上がった後で、「正常」に戻るのに何回の呼吸が必要かを測定してみたのだ。一日目、これはリピトールを止めてステロイド薬を開始した最初の日だが、百呼吸必要だった。三日後は五五呼吸だった。その三日後は二五呼吸。一週間後には、なんと八呼吸にまで減ったのだった。

患者は、ストレンジに診てもらった時に勝利宣言をした。「百％ではないですが、良くなりました。それもずっと」。ストレンジも同意した。顔色も良かった。彼は患者の酸素飽和度を測定した。座位では九四％と、ちょっと低かった。歩くと八五％と下降した。正常なら、座位でも歩いても走ってさえも百％なのである。患者の呼吸は改善したが、肺にはまだ損傷が残っているのだ。

患者が随分回復したと実感できるまでには、まだ何年もかかることだろう。それから、自分がどの間質性肺炎にかかったのか、彼にはしかとは分からなかった。ストレンジは二つの可能性にまで絞り込んだのだが、その両者の治療は同じステロイド薬であり、患者はすでに飲み始めていた。だから病院に入院し、外科的手技を受けてまで診断を狭める必要はなかった。あれから何年も経つが、患者はやはりコレステロールを下げる薬を再開する気持ちにはなれない。彼は主治医とともに、確証はないにせよ、リピトールに対するアレルギー反応が病気の引き金を引いたと思っている。未来に対して彼は楽観的で、私に語ってくれた。「完全回復までの道が長く、時間がかかろうとも、私はやっていけますよ」。

傷心

「ママを死なせるわけにはいかない」と、青年の声は上ずった。ウェストバージニア州モーガンタウンにあるジェイ・ダブリュー・ルビー記念病院では、集中治療室の個室へ女性を運ぶストレッチャーの周りに、彼以外にも手術着に着替えた五、六人の男女が集まっていた。その女性の顔は死人のように蒼白で、薄茶色の髪の毛は汗で濃くなっており、口は開き、息をしようともがくために胸は隆起していた。救急医は、彼女とその重症ぶりを示すモニター類を見ながら、「全力で当たりますよ」と青年に請け合った。二十歳代半ばの青年は、救急医が向きを変えて患者の後を追おうとした時、その腕をつかんだ。「いや、助けなければいけない」と青年は必死だった。「是非とも助けて」。

母親はその日の朝は元気だったと、青年は救急医に言った。彼女はいつもと変わらず出勤した。しかしその後に携帯が鳴り、二〇年以上も連れ添った夫が自動車事故で死んだことを知らされた。現場に飛んで行って死体を確認し、その傍にへたり込むとむせび泣き、起こさんばかりに夫の名を叫び続けた。夫の横に身を横たえ、その死体が運び去られるまで両腕で抱き続けた。二時間後に彼女は再度へたり込んだが、今度は起き上がれなかった。

青年はそこで間を置いて、衣服の袖で顔の涙をさっと拭いた。彼の妹が帰宅すると、母親は、胸が痛くて息ができない感じだと彼女に告げた。救急車は、最寄りの病院に急いで彼女を運んだ。「そこの医者たちは、心臓発作が起こったのだと言いました。そして、再発しそうだとも」と青年は語る。彼と二人の妹たちは恐ろしくなった。すでに父親を失ってしまっているのに、母親まで失うわけにはいかない。彼らは、専門的な心疾患集中治療室の備わった地域病院に、母親を転送してもらうように決心した。

集中治療室の医者はチャートをさっと見て、関心を患者自身に向けた。四五歳の喫煙者だった。彼女は、脚と足へ血液を運ぶ動脈の狭窄——末梢血管障害——を最近指摘されているが、それ以外は健康だった。常用薬はなく、子どもたちが成人した今は常勤で働いていた。

診察では、彼女は四五歳より若く見えた。しかし、その焼けた、しわのない顔は汗で光っており、淡い青色の目は開いていて焦点が合っていなかった。心拍は速く、自動血圧計は血圧が低すぎるという警報音を鳴らしていた。指の酸素計は、呼吸数が多いのに十分な酸素が吸えていないことを示していた。皮膚は触るとじとじとしており、昇圧用の生理食塩水や薬物類を送り込む太い経静脈カテーテルが刺さっていた。

心臓の機能が低下しつつあるのは明らかだった。彼女は心臓発作をきたすには若かったが、喫煙していたし、脚の動脈が詰まったという既往は、心臓にも同じ故障をきたす危険性を示していた。心臓発作は、心臓に血液を送る動脈の一部が詰まることによって起こるからだ。血流がなくなると、心臓のその部位は急速に壊死を起こす。心電図も異常であり、血液検査でも心筋細胞の損傷が認められ、すべての所見が心臓発作と矛盾しなかった。

当番の循環器科医であるコナード・フェイリンジャー医師は、患者の心臓の動きを捉える心臓超音波検査での粒子の粗い画像が気になった。彼女の心臓の拍動は、本来あるべき動きのごく僅かでしかなかった。実際、心筋の大半が全く拍動していなかった。つまり、彼女は死にかけていたのである。彼女を治療する唯一の方法は、閉塞を見つけ解除して、血流を再開させることである。血栓溶解剤で閉塞部を溶かすという手もあるが、もっと効果的なのは、細いカテーテルを当該動脈にまでくねらせて進め、閉塞部位を決めて、カテーテルの外側の細いチューブを使って再開通を図る方法である。冠動脈血管形成術として知られるこの手技は、素早くなされると心筋を温存し、命を救うことになる。患者は直ちに集中治療室からカテーテル処置室へ移送された。

そこでフェイリンジャーは、別の医者が、患者の脚の太い動脈から細いカテーテルを急速に刺入し、それをくねらせて心臓まで進めるのを見た。彼はそのカテーテルを心臓の主要血管の一つに慎重に置き、付属シリンジの内筒を押した。すると、ごく少量の造影剤が動脈に流れて、閉塞の部位が分かるのである。モニターを見ている循環器科医たちは、造影剤が明るく光りながら動脈を貫流するのを見て驚いて目を丸くした。閉塞が認められなかったのだ。その医者はカテーテルを操作し直し、別の血管に移した。再度造影剤が動脈を流れたが、閉塞は全くなかった。さらに数回試してみたが同じ結果だった。閉塞のある動脈はなく、心臓発作ではなかった。

これほど広範囲な心筋の衰弱をきたす原因としては何があるだろうか？　アルコールがあげられるが、患者には大量の飲酒歴はない。多種類の薬剤——癌治療に使われるものが多い——も、この型の損傷をきたすことがあるが、患者はそのような薬剤の使用歴がない。感染症でもこういったことが起こるが、患者は心機能低下によって起こる症状以外の症状を訴えていない。

フェイリンジャーは即座に、これらのいずれでもないのが分かった。彼は直接診療したことはなかったが、何であるのかが分かった。少し以前に、『ザ・ニューイングランド・ジャーナル・オブ・メディシン』の中の記事を読んだことがあったのだ。これはストレス心筋症ないし「傷心症候群」と呼ばれる病気だった。一九九〇年に日本人によって初めて記載されたこの病気は、心的外傷が脳に作用して、大量のストレスホルモンが放出されることによって起こる。このホルモンの噴出は心筋細胞を麻痺させ、血液を駆出する働きを妨げる。この悲惨な麻痺を免れるのは、典型的には心臓のごく一部分であり、それは大動脈に最も近い部位なので、各心拍では心臓の上部だけが収縮し、心臓は首の細い瓶のような格好になる。日本人がそれを〝たこつぼ〟と呼ぶのは、たこを捕獲するのに用いられる、同じつぼの形をしたわなの一種に因《ちな》んでいる。理由はよく分かっていないが、この病気は閉経期の女性に生じやすい。

治療法はない。砕くべき血塊もなく、殺すべき細菌もいない。傷心症候群とも言われるわけだが、比喩としての傷心（心に傷を受ける）の場合と同様に、支援と時の経過が唯一の治療法である。初期のホルモンの放出はいずれ治まるので、患者は心臓が回復するまで命を長らえていなければならない。存命して病院に辿り着けた者の予後は良い。この患者は何とか病院に辿り着けたが、血圧を上げるためには酸素や薬物が必要だった。到着時、彼女の心臓は、その容量のたった五~一〇%(正常ならば五〇~六〇%)しか駆出できなかった。数日経つとかなり十分に駆出するようになり、医者たちも昇圧用の薬剤を中止できた。週末には心臓の能力は倍になった。さらにその数日後には、ほぼ正常になった。

「傷心で死ぬことがあり得るのだと誰かが言ったとしても、かつての私なら信じなかったでしょう。でも、実際に私自身が死にかけたのですよ」と、最近になって彼女は私に語ってくれた。一組のカップルの一方が亡くなると、他方が数日で亡くなるという話を聞くことがあるけれど、よく考えると「両者ともに傷心していたのよ、私のようにね」と彼女は言うのだった。

悲惨な喪失について語るのに使われる比喩(傷心)は、おそらく生理的真実(心臓の障害)から生じたのだろうという考えは魅力的である。しかし、愛の喪失で命を失いかけたとしても、命を甦らせてくれたのも愛だったと信じていると、彼女は言う。「私は病院にいた時、自分が最も心休まるときであったことを覚えています」と、彼女は私に話してくれた。「私は光や何物も見なかったけれど、それは思ってもみなかったような、ただ美しく平穏なひとときでした。私はいつまでもそこにいたいとひたすら願いました。でもその時、はるか遠く離れたところで、子どもたちが私を呼んでいる声が聞こえて、こうしてはいられないと分かりました。彼らこそが、真に私の命を救ってくれたのです」。

空気が抜けて

「大丈夫？」と男性が妻に声をかけた。それは午前二時のことだったが、彼が目覚めるとベッドの隣が空っぽになっていた。ニューヨーク市から少し離れたハドソン川の上流にある、彼らが週末に過ごす家の居間で、彼は四五歳の妻を見つけた。彼女は指に酸素濃度計を付け、不安な表情を顔に浮かべていた。「息が吸えないの」と彼女は言った。これまでにも胸が痛かったり、息切れを感じたことはあったが、酸素がこれほど低くなったことはない。八九ないし九〇％まで下がっていた。そして彼女の右胸は、あたかも火がついたようだった。

彼女は朝まで頑張り抜きたかった。そうすれば夫と二人の幼い娘たちと一緒に、かかりつけ医たちのいるマンハッタンへ車で戻ることができるからだ。かかりつけ医たちは、二年前に彼女の右肺が虚脱し、すべての困難が始まってからこれまで、彼女を治療してくれたのだった。当初はこんなのでは全くなかった。その時は、奇妙なカチッという音があり、その後に胸の中で何かが動いた感じだった。痛くはなく、何か変な気分だった。何日か経つと咳が出てきた。かかりつけ医は、ウイルス性のものだと思った。悪化すると、吸入薬が処方された。さらに数日後になると、ちょっとトイレまで歩くのにも息切れを感じるようになった。これは体を鍛えるのをほぼ日課にしている女性には変だった。かかりつけ医は胸部X線写真を依頼し、彼女の右肺が虚脱していることに驚いた。

気胸という病気であり、文字通り胸に空気が溜まっているのだと説明された。肺に小さな穴があく。そうすると肺を取り巻く空間に空気が急速に入り込み、空気が乏しくなった肺自体はしぼんでしまう。彼女は翌日、レノックス・ヒル病院に入院した。肋骨の間から肺の周囲に向けて細いカテーテルが挿入され、肺が再膨張するように空気が吸引された。

ところで、どうして肺に穴があいたのだろうか？　気胸を起こす最も一般的な危険因子は喫煙だが、彼女は吸っていなかった。基底に別の肺の病気があることがその次の危険因子だが、いろいろな検査をしてもそういうものはなかった。気胸が起こりやすくなる遺伝病は多数あるのだが、彼女の家系にはそういう病気もなかった。四日間入院し、それ以上の情報もなかったので、特発性自然気胸と結論された。比較的稀な病気だが、彼女のように背が高く、細身で、がっしりした体格の人たちに起こりやすい。ふつうは一回起こるだけで、二回以上も起こることは少ない。

しかし一年半後の仕事中に、前回と同じだとすぐに分かる、カチッとした音と動きを胸の中で感じた。胸部写真を撮ると、また気胸が起こっているのが分かった。レノックス・ヒル記念病院で再度肺を再膨張させてもらった際に、胸部外科医のバイロン・パットン医師が胸膜癒着術という手技を勧めたので、それも受けることになった。この手技は、肺をその周りの壁側胸膜という嚢に機械的にくっ付けてしまい、肺に穴があいてもしぼまないように図るものだった。

その後の半年間にわたり、右側の胸痛はしょっちゅう起こった。そのたびにうずくような、刺されるような痛みがあり、気胸の再発を恐れてかかりつけ医に連絡すると、いつも救急室へ行くように言われ、胸部写真を撮ることになるのだった。こういうことが約二〇回はあった。写真は完全には正常でないものの、気胸の証拠はなかったのだが、ついに五月のある日、小さいながらも気胸が認められるに至った。

どうしてこういうことが起きるのか？　彼女はパットンに、自分の肺の問題は、以前に受けていた体外受精のためのホルモン療法と関連があるかどうかを尋ねてみた。これらすべてのことが起こるまでに、彼女の人生で新たなことといえばそれくらいしかなかった。それには九回の受精と約三年間を要したが、四年前についに妊娠し、今では双子の女児に恵まれている。パットンは気胸と体外受精の関連については知らなかったが、気胸と子宮内膜症の間には稀ながら関連があるのだった。子宮内膜症というのは、子宮内膜と呼ばれる子宮組織の内膜の小片が、人体の他の部位へ移動する病気である。子宮内膜症の女性では、そういった細胞が横隔膜を超えて胸郭にまで侵入すると、気胸を起こすことにもなるのである。

子宮内膜組織は、子宮内にあるものと同様に、エストロゲンとプロゲステロンという女性ホルモンの月々の周期で変化し、痛みをきたしたり、時には出血を起こしたりする。胸腔内では、いわゆる月経随伴性気胸を起こすことがある。ところで、この患者の気胸は月経周期と関連していたのだろうか？　彼女にははっきりとは分からなかった。

パットンはホルモン変化を抑制するために、経口避妊薬の服用を勧めた。そこで三週間試してみたところ、その週末に恐ろしい夜を迎えることになり、息切れで目覚めたのだった。朝一番に、夫は眠たげな娘たちを車に乗せた。彼女はもしもの時にと、その年の早春に入手しておいた酸素ボンベを運んだ。二人はレノックス・ヒル病院へ車を走らせたが、その途中で彼女の母親を拾った。

病院での胸部写真では、数週間前には軽度の気胸だった右肺が、今度は完全に虚脱していた。パットンにはショックだった。胸膜癒着術がうまく機能しなかったからだ。患者自身は月経随伴性気胸の勉強をしていたので、ホルモン抑制は効果的でなかったものの、月経随伴性気胸だとの信念は揺るがなかった。彼女の母親は、レノックス・ヒル病院の婦人科医であるタメル・セキン医師を見つけてきた。セキンは子宮内膜症の診断・治療を専門にしていた。母親と患者である娘は、二人の専門医が手術室で一緒に働いてくれるようにと強く頼み、医者たちも同意した。

二人の医者が参加した手術は、合計五時間もかかった。セキンがまず執刀した。腹腔や骨盤に、多くの子宮内膜の移動組織が認められた。この気まぐれな細胞の小片は膀胱や腸管に見られたし、腹壁や骨盤壁にもまき散らされていた。しかしこういった異常は、腹腔と胸腔を隔てる筋肉である横隔膜の下側（腹腔側）には認めなかった。彼女に広範な子宮内膜症があるのは確かだが、それが肺虚脱の原因かどうかは分からなかった。

ついでパットンの番になった。胸腔と肺は彼が調べるわけである。患者は左側臥位にされ、小さなカメラと外科の道具が、肋間から右の胸腔に挿入された。パットンは、横隔膜の円滑で湾曲した表面を丁寧に調べた。肺の直下に、一〇セント硬貨より少し小さな紫色の組織があった。子宮内膜細胞だろうか？　パットンは異常な色のその組織を切除し、穴を縫合した。続いて肺を最上部から最下部まで観察し、やはり異常な見え方をする別の小組織を見つけ、同様に切除した。標本は病理検査室へ運ばれた。それから彼は、肺を胸腔の壁側胸膜に再び縫い付けた。手術が終わるまでに、病理結果が検査室から返ってきた。横隔膜の組織は、子宮内膜組織だった。彼女の病気は月経随伴性気胸だったのだ。

手術からの回復は緩徐だったが、肺の問題の原因が分かったので彼女はそれほど不安ではなかった。この二度目の手術で、セキンはおよそ見える限りの子宮内膜組織の小片を取り除いた。それでもやはり、移動子宮内膜組織の源である子宮と卵巣が取り除かれない限り、気胸を再発しないという保証はない。厳しい決断ではあったが、彼女に挙児の希望はもうなかったので納得がいった。

その最後の手術から六ヵ月が経って、自分の生活がやっと、ゆっくりと戻ってきたと彼女は言った。胸やお腹を散々に切ったので、まるでナイフを使った喧嘩の痕《あと》のようだと、彼女は冗談めかした。そして胸はまだきつく感じるのだが、息ができるのは嬉しいとも言った。

第五章　気も狂わんばかり

新婚てんやわんや

「何かがおかしいの」と、二七歳の新婦は新郎に言った。「病院へ連れて行ってもらわないといけないみたい」。結婚式の翌日のことだった。新郎と、新婦の一番の親友とは自動車狂だったので、新婚夫婦はワシントン州の田園地帯のトトルで、ドリフト走行を楽しむ写真を撮ったりして自分たちの結婚を祝いたかった。その親友は新郎新婦の周りを、乱れのない制御された横滑り運転をすることで、「恋人ドリフト」を演じてくれた。別の友人は二人の抱擁の写真を撮ってくれたが、赤のムスタングが尾部を左右に振るために、その周囲は煙と埃が渦巻いて騒然となった。写真に写った新郎新婦は幸せ一杯だった。

しかし、荷物を車に積み込んで帰宅の支度をした時に、新婦の気分が変になり始めた。その日は一日中ちょっと苛立った感じだった。しゃべるのを止められないのが自分でも分かった。結婚式の興奮とその余波にすぎないと彼女は考えた。しかし突然、彼女の興奮は制御できないものになった。朝起きた時から心臓の鼓動は速かったのだが、それが一層激しくなってきた。あまりに激しいので、喉や胸が痛くなるほどだった。考えることもできなかった。両手が不随意運動を始めた。つまり、勝手に手が開いたり閉じたりするのが止められなかった。

新郎は戸惑い、心配になった。夫婦は、二、三町離れた病院に車で駆けつけた。パニック発作だと、そこの医者たちに診断された。一年前に娘が生まれて以来、新婦は分娩後うつ病および不安神経症と闘ってきた。今回結婚して、このような狂乱の写真に象徴されるような式を挙げた。だからパニック発作に違いないというのが、医者たちの思惑だった。新婦はその診断を受け入れはしたが、これまでに時折は経験したことのある不安感とは随分異なっていると感じざるを得なかった。

症状がもっとひどくなったら飲むようにと処方がなされ、帰宅となった。薬も飲んではみたが、効き目がなさそうだった。翌日には心臓が喉で鼓動するような感じになり、やや苛立ち気味なのも前日と同様だった。薬をもう一回飲んでみたが、その後の彼女の記憶は途切れ途切れになってしまった。

彼女はその後の数日間に何度も救急室に足を運んだが、本人はそれを覚えていない。何かがとても具合が悪いのは確かだが、不安神経症やうつ病以外の答えを持つ医者はいなかった。彼女がおかしな口調で意味のない話をし始めた時、医者たちは新たな病名を付け加えた。精神病である。一週間にわたって何度も救急室を訪ねたが、あるソーシャルワーカーに、ワシントン州バンクーバー市のテレケアという精神病院に行ったらどうかと勧められた。そして二週間以上入院することになったが、そこの医者たちの総意として、そもそも精神疾患ではないのではないかということになり、近隣のピースヘルス・サウスウェスト医療センターへ転院となった。そこで三日間検査されたが、彼女の症状を説明する内科的原因は見つからず、同病院の精神科病棟に転棟することになった。

そこの精神科医は、彼女の病気は興奮性緊張病としていいのではないかと考えた。緊張病は、動作、思考、発話の緩徐化として定義されるのがふつうである。興奮性緊張病はもっとずっと稀であり、その本質的な特徴は興奮である。しかし、興奮が行動や言葉に見られるというわけではない。血圧や体温が、生命を脅かす水準にまで上昇するといったことが起こるのである。緊張病であれ興奮性緊張病であれ、典型例なら、ベンゾジアゼピンという鎮静剤の少量に直ちに反応する。

この若い女性が興奮しているのは明らかだった。しかし、彼女の担当になった精神科医のマイケル・ローゼンブルック医師には、これまで七年間に診たことのある興奮性緊張病の症例のようではないと思えた。この患者には典型的でない症状が三つあった。一つは、錯乱していること。

二つ目は、発話が意味不明なこと。三つ目は、震えと注意散漫といったてんかん様の発作があったらしいことだった。加えて、薬への反応が悪かった。ローゼンブルックは気がかりだったので、先輩医のマイケル・ベルンスタイン医師に彼女を診てほしいと頼んだ。

ベルンスタインは、その日の午後遅くに患者の診察に来てくれた。彼女は精神科病棟の鍵のかかった場所にいたが、そこは自傷行為の激しい患者専用だった。彼女は目を閉じて横になっていたが、着衣もせず、だらしなかった。彼女の付添い人は、シーツで彼女を覆っておこうと努めるのだが、彼女はそのたびに払いのけてしまう。その部屋の家具といえばベッドしかなかった。引っかき傷のついた窓から流れ込む光が、ベッド以外に何もない空間を照らしていたが、それは居住人の自傷・他傷行為を防ぐために工夫されたものだった。

ベルンスタインは患者の隣にしゃがみ込み、優しく彼女の名を呼んだ。彼女は開眼したが、彼を見つめることはなかった。調子はどうかと彼は尋ねた。大丈夫と、彼女はボソボソ言った。「もう少し、しゃべれますか?」と彼は聞いたが、返事はなかった。「どうしてここにいるのかが分かりますか?」に対する彼女の反応は、「両親を呼んで」だった。「どこにいるのか分かりますか?」に対しても、「両親を呼んで」だった。すると突然、彼女の息が詰まり出した。それはちょうど、何かをしゃべろうとするのに、彼女の体自体がそれを止めようとするような感じだった。

興奮性緊張病は、精神疾患を長く患っている人たちに起こるのがふつうである。ローゼンブルックは患者の母親に電話をかけた。過去に心の病いを思わせる何らかの症状がありましたか?

ないとの返事だった。通常の浮き沈みのある正常な娘だった。子どもが生まれてからうつ病にはなったが、今のような状態ではなかったと。

ベンゾジアゼピンをしばらく使ってみたが、患者は良くならなかった。二人の精神科医は、彼女の精神科的症状の原因が他にないかを議論した。ベルンスタインは、腫瘍によって精神病が引き起こされた患者たちを過去に診療したことがあるのを思い出した。それは腫瘍随伴性症候群といわれるのだが、腫瘍が分泌する物質や、腫瘍に対する人体の免疫反応によって起こるのである。

患者が精神科病棟へ転棟する前に、すでにピースヘルス・サウスウェスト医療センターの神経内科医が、卵巣奇形腫に対する抗体によって引き起こされる腫瘍随伴性症候群の可能性について考えていた。この奇形腫と呼ばれる腫瘍は、さまざまな種類の細胞——骨、皮膚、筋肉、さらにその他の組織——から構成される。そして稀ながら、ある種の脳細胞を育成することもある。この脳外の脳細胞が、人体に抗体を作らせるように働き、同じ種類の脳内の脳細胞を攻撃し、破壊するようになるのである。しかしその神経内科医は、彼女には腫瘍随伴性症候群の可能性はないと判断した。というのは、彼女の脳波に想定される変化が認められなかったのである。さらに理由を加えると、腫瘍随伴性症候群による脳病変は、時にＭＲＩで認められることがあるのだが、彼女は何度もこの検査をしているのに正常だったのである。

それでもなお、二人の精神科医たちがさまざまな種類の腫瘍随伴性症候群について考えた時、卵巣奇形腫による精神病の可能性は残った。というのは、卵巣奇形腫による精神病以外の腫瘍随伴性症候群の多くは、脳の映像で異常が認められるのに、この患者のＭＲＩは正常だったからである。つまり、前出の神経専門医の見解とは異なり、脳のＭＲＩが正常であっても、卵巣奇形腫による精神病を否定できないと考えたのだ。加えて、卵巣奇形腫による精神病は、この患者のような若い女性に見られることが最もふつうだからである。彼らは、この病気の特定の抗体を調べるための血液検査を依頼した。

六日後に、その結果が返ってきた。やはり卵巣奇形腫による腫瘍随伴性症候群だった。ＣＴスキャンでは、卵巣にクルミ大の腫瘍が認められた。

彼女は再転棟となり、同病院の内科チームに引き継がれた。卵巣奇形腫は除去され、抗体価は低下し始めた。しかしながら、回復のほうはそれほど速くはなかった。抗体の攻撃によって損傷を受けた細胞の修復には時間がかかるのである。彼女は実家に帰った。新郎はワシントン州外で働いている木こりであり、できるだけやって来てはくれたが、新婦の面倒を見るために職を辞すような余裕など二人にはなかった。六ヵ月経っても、彼女の記憶にはまだ課題が残った。

ベルンスタインはこの診断に驚愕した。この種の脳破壊をきたす奇形腫は稀であり、ごく最近記述されたばかりである。奇形腫による精神病の二症例の最初の報告は、ほんの二十年前のことである。この症例を経験して、彼は何十年も前に受け持った二人の若い女性について疑念を抱かずにはおれなかった。彼女たちは精神病らしい症状で発症し、脳疾患で死んでしまったのだ。それらの症状が、その時は未知であったこの種の抗体によって起こっていたという可能性はないだろうか？　自分も同僚たちも、今後同様の事態に遭遇すれば、常にこの診断に留意することは間違いない。

別人になった男

「それで、ここで働きたいの？」と、一人の中年男が病院の喫茶店の向かい側にいる若い医者に大きな声をかけた。男のさほど上手くもないナンパの声掛けを女医は無視した。その男の姉は身がすくんでしまった。弟は一体いつから、こんな不愉快な人間に成り下がってしまったのだろう？　彼はいつも静かで内気な質《たち》だった。彼女はずっと離れたワシントン州に住んでいるのであまり弟に会えないのだが、彼はすっかり変わり果ててしまった。

二十代の頃、弟にはアルコール問題があった。しかしその頃は、飲めば一層静かになるほうだった。飲酒のもっともひどい日々においても、彼は常に小ぎれいで、することすべてに注意深かった。その朝、彼女は空港から車を運転し、途中で弟を拾って、心臓手術後で入院中の父親を見舞いに行った。彼女は、シアトルからフィラデルフィアまで飛行機でやって来たのだった。弟は思っていたよりひどかった。疲れていてだらしなく、汚かった。シャワーを浴びてきたと彼は言ったが、本当でないのが姉には分かった。

父親が回復してから、彼女は他の兄弟姉妹たち――女三人と男一人――と一緒に、問題の弟について十分に時間をかけて議論できた。彼の何かが変わってしまったことに全員が気づいていた。

これがどうして気づかずにおれようかという、ひどい変わり方だった。彼は不適切発言を繰り返した。しかもいつも大声で。しょっちゅう、どこででも眠りこけた。それに、全く何も記憶できないのだった。お酒を再開したのに違いないと姉妹の一人が言うと、何人もがうなずいて同意した。

さて当人だが、どんどん悪くなっているのに、大丈夫だと我を張った。金属薄板工としての本業がどうして続けられないのか、彼は自分では分からなかった。職責上での大事な要件をしょっちゅう忘れてしまったり、今取り組んでいる建設現場への道に一度ならず迷ってしまったりしたことを、兄弟姉妹には話さなかった。

父親が手術して九ヵ月が経った頃に、この弟の最も近くに住む姉が、彼と遅めの朝食を一緒にとろうという計画を立てた。その日の早朝に、彼から日取りと時刻の確認の電話があった。それからも彼からの電話は何度もあり、合計一〇回以上になった。ところが、いざ彼女が車で到着して彼を拾おうとしたところ、当人はまともな格好をしていないどころか、自分たちの計画を全く忘れてしまった風だった。自分が何度も電話をかけたことも全く覚えていなかった。彼女はさっさと彼を車に押し込んで、地域病院の救急室に連れて行った。弟が極度の健忘症になってしまったこと、その人格が著しく変わり果ててしまったことを、彼女は救急室で説明した。医者たちは採血をし、CTスキャンを撮った。これらは正常だった。そこで、神経専門医に診てもらうように勧められた。

その姉は、フィラデルフィア郊外にある神経科学センターの若い神経専門医、アダム・ワインスタイン医師に診てもらうように手はずを整えた。最初の予約日に、しゃべるのがほとんど患者の姉であることにワインスタインは気づいた。彼には間もなくその理由がわかった。

患者は診察室に黙って座っていた。この一年間に何が起こったのかを、彼は説明できなかった。職場を一時解雇されたのは「集中できなかった」からだと、彼は言った。お酒を飲んでいたからではなかった──実際にこの五年間は一滴も飲んでいなかった。話をしていても、彼の顔には感情が浮かばなかった。「はい」か「いいえ」で簡単に答えることしか彼にはできなかったが、それはあたかも彼の知性から語彙が蒸発してしまったかのようだった。大統領の名前は知っていたが、今年が西暦何年か、今日が何曜日かは分からなかった。

ワインスタインは神経専門医として、認知症患者を多く診てきた。診察の秘訣は、回復可能な認識機能障害の原因を探すことである。そういった原因はめったにないが、探す価値があり、特にこれほど若い患者の場合ではなおさらである。そこで彼は、進行期梅毒、ビタミン欠乏症、甲状腺疾患、さらに重金属中毒（鋼従事歴があるため）などがないかを探った。てんかんで脳が侵されることがあるので、脳波とＭＲＩも依頼した。ＭＲＩを依頼したのは、ＣＴスキャンでは見逃される場合があるからだった。

血液検査の結果に特記すべきものはなかった。脳波では、患者の脳の働きが正常よりもゆっくりだということは分かったが、てんかんを示唆する所見はなかった。ＭＲＩは、何週間か経ってから撮ることになった。そのMRIで手がかりが得られない場合には、愛する者が認知症になった時にどう対応するかについて、家族との話し合いが必要となるだろうことがワインスタインには分かっていた。

ワインスタインが、患者のMRIを点検していた神経放射線医から電話を受け取ったのは、午後遅くだった。ワインスタインにとって、読んだことはあったが、診たことのない病気だった。特発性低髄液圧症候群の劇症型ないし「脳下垂症候群」。

正常な場合の脳は、脳脊髄液の槽の中に浮かんでいて、その繊細な組織が緩衝され、防護されている。この病気では、その脳脊髄液が消失するのである。ワインスタインは、患者のMRIからこれだと思える映像を引き出してみた。正常の脳は軽くフワフワしたカスタードの堅さなのだが、映像に写った患者の脳は、頭蓋骨の床面に山積みになっていた。脳全体が、頭蓋骨という骨性の球体から、脊髄が下方に出て行く孔を通して垂れ下がっているような感じだった。患者の記憶や感情がなぜ侵されているのか、ワインスタインには理解できた。なぜ患者が大声で話すのかも。音を聞き、記憶が形成され、感情が宿る側頭葉が下方に引っ張られ、お菓子のタフィーのように引き延ばされていた。

ワインスタインは直ちにこの病気についての文献を読み、情報を得ることにした。この病気は、脳と脊髄の周囲の硬い嚢である硬膜に漏れができて起こる。したがって治療の第一歩は、その漏れを見つけることだった。いったん穴が見つかると、その場所に自家血を注入することによって継ぎが当たった格好になり、治る機会ができるという段取りだった。

ワインスタインは患者を近隣の地域病院に送り、その漏れを探し出す検査を依頼した。すなわち、硬膜囊に造影剤を注入する手技を実施してもらうのである。漏れがあると、脳脊髄液とともに造影剤が硬膜外ににじみ出てくることになり、漏れが描出できるという寸法である。放射線医たちは漏れを想定したのだが、見つけることはできなかった。

患者は、もっと大きな医療センターへ転院となった。そこの医者たちも漏れを見つけることはできなかったが、何とか治療しようとした。自家血が三度も脊柱に注入された。いずれの場合も一、二週間は改善するのだが、漏れがまたやってきて、一夜にしてせっかくの改善も雲散霧消してしまうのだった。

とうとう一人の医者が家族を励まして、西海岸の神経外科医に連絡を取らせた。その神経外科医は、これらの漏れを修復する実験的手技を最近開発していた。ロサンゼルス市にあるシーダーズ－サイナイ医療センターの外科医、ウーテル・シーヴィンク医師は、治療した患者数こそ限られているものの、この奇妙で稀な病気に取り組んでいる数少ない外科医の一人だった。シーヴィンクには漏れを探すより良い方策があり、シーダーズ－サイナイ医療センターの神経放射線医たちと協力しながら漏れの修復を行っていた。

西海岸に住む件の姉が、弟の放射線科記録をシーヴィンクに電子メールで送った。彼を連れて来て下さいと、外科医は必死な思いの姉に答えた。もし漏れが見つかるようなら、手術する予定であると。

数週間後に、患者はシーダーズ－サイナイ医療センターを訪れた。シーヴィンクのチームは漏れを見つけることができた。ただし、これを見つけるのは非常に困難だった。というのは、造影剤が周囲の空間に漏れるのではなく、脊髄静脈に流出してしまうからだった。そこで素早く希釈され、運び去られてしまうのである。ともあれ、その翌日に外科手技を実施することになった。部位が決まり、豆粒大の穴を閉じるのに三時間かかった。

回復はゆっくりとしていて、また厳しいものだった。患者の脳は、その漏れによって低髄液圧に適応していたために、いったん漏れが修復されて髄液圧が正常化すると、脳とその栄養血管は再調整を図らねばならなかった。術後最初の数日間は、執拗な頭痛に苦しんだ。食べようとした物はすべて吐いてしまった。しかしゆっくりと、非常にゆっくりと改善し始めた。家族はよく観察していたが、認知症の混沌の中から、自分たちがよく知る弟が再びその姿を見せたのに驚いた。一ヵ月半後には、帰宅できるまでになった。その四ヵ月後には、職場復帰許可のお墨付きが医者たちからもらえた。

その後も、彼はずっと仕事に就けている。私が彼に話した時、彼は感謝祭に家族と会うのを心待ちにしていた。感謝の気持ちでいっぱいなんだと私に話してくれた。

思いがけない泥酔

無線が飛びかい、時に雑音が炸裂していた。土曜日の夜であり、救急部は混んでいた。救命士の声が電子的な雑音をかき消した。「三五歳の白人男性。意識障害あり。何らかの薬を間違って飲んだかもしれないとの友人たちの思いです」。数分後には、若い金髪の男性が救急室に運び込まれてきた。叫び声を上げ、猥褻なことを大声でしゃべりながら、ストレッチャーに自分を固定しているストラップを外そうとあがいていた。「放してくれ、放してくれ」と彼はわめいた。

穏やかな茶色い目と、きれいに整えられた顎ひげの五〇歳代の男性医師が、患者のストレッチャーの横に立っている三人の男性に近づいた。「医師のシャベルソンです。何が起こったのか教えてもらえませんか？」。三人が一斉にしゃべり始めたが、中断した。一人の青年が再度しゃべり出した。「今朝は元気でした。一緒に昼食をしました。それから彼はサウナへ行きました。何時間かしたら電話があって、薬で朦朧となった時のような感じだと言ったのです」。体が熱く、むかつきがあり、目まいがしてちょっと歩きにくいと、彼はその友人に言った。帰宅した頃にはさらに悪くなっていて、改善の兆しはなかった。そこで彼は、近くに住んでいる仲間たちに電話をした。非常に狭いトンネルの中にいるみたいで見えにくいと、彼は言った。両腕も両手もチクチクして、何か変な感じだとも。仲間たちが駆けつけた頃には意識不明瞭で、見当がつかない状態になっていた。「私を見つめるけれど、私が誰かは分かっていなかったですよ」と、別の仲間が言った。三人ともにうなずいた。「彼はこんなんじゃない。決してこんな人間じゃないんです」と、仲間の一人が救急医に主張した。

数ヵ月前に自転車事故に遭い、肘を骨折し、ヘルメットをへこませてしまった以外に、患者に医学的な問題は何もなかった。タバコは吸わないし、酒も飲まない、違法薬物もやったことがないと仲間は言う。患者は細身で、壮健かつこざっぱりしていた。ジーンズをはき、ボタンダウンのシャツを着ていたが、汗と吐物でじっとりしていた。救急医は患者の吐息を嗅いでみたが、アルコール臭さもなかったし、インスリンが必要な、糖尿病の救急事態を示唆する果実の甘い匂いもなかった。

発熱はなかったし、血圧も正常だった。指に付けたモニターは十分な酸素摂取を示していたが、走った後に呼吸を正常に戻す時のような深い息をしていた。そして、ボールを握っているかのように両手の指が曲がり、その筋肉が収縮していた。その他の身体診察に異常はなかった。

最も顕著な異常は、患者が意識不明瞭なことだった。ごく簡単な指示も入らなかった。自分の名前も住所も医者に言えなかった。実際は二〇〇四年だったのだが、一九九〇年かなと言う始末だった。

救急部での二〇数年の経験があるロニー・シャベルソン医師は、薬のせいで朦朧となったと言う患者の訴えを何度も聞いてきたが、これが本当であることはめったにないことが分かっていた。薬の使用というものは、もっと自発的なものである。しかしながら、この患者に意識不明瞭と興奮があるのは、薬剤使用と矛盾しない。シャベルソンは、意識不明瞭のもう少し稀な原因を考えた。髄膜という脳の硬い保護層の感染であれば意識不明瞭をきたすことがあるが、発熱や他の徴候を伴うのがふつうである。

患者はサウナで、危険なほど過熱してしまったということはないか？　口で計った体温は正常だったが、口腔体温計は信頼できないことがある。そのためには直腸体温が必要になる。一方、彼の仲間が、サウナを上がってからのほうが彼の状態は悪化したと明言する以上、高体温症は考えにくい。脱水の可能性はあるが、ふつうに起こるのは立ちくらみであり、意識不明瞭ではない。その反対の水中毒も可能性がある。これは持久力の必要な運動選手にみられやすいのだが、汗をかいている走者が水分を過剰摂取して起こる。脱水を防ごうとする努力がしっぺ返しを食らったようなものであり、人体は化学的に希釈される。走者の場合でも稀な現象だが、可能性は残る。

シャベルソンはその関心を、患者の診察所見の別の側面、つまり彼の過換気に向けた。患者は長く深い呼吸をしており、それは救急室に来てからずっとそうだった。彼の症状の多くは、過換気の典型——視野狭窄、両手・両足のチクチク感、こわばりながらも曲がった指——だった。問題は過換気の原因だった。彼には、脳の呼吸中枢を侵すような損傷があるのだろうか？　それほど広範囲の損傷があるなら他にも神経学的異常があるはずだが、はっきりしたものは認められなかった。もし血液が何らかの理由で酸性になり過ぎると、このような呼吸になることがある。非常に深い呼吸をすると、肺に貯蔵される二酸化炭素が除去されるので、血液の酸性度が急速に減少するという代償機転なのである。これは、インスリンの即効が必要な糖尿病患者などで起こることがある。アスピリン過剰は、過換気、意識不明瞭、嘔気をきたす。彼は最近肘を損傷していたから、その痛みの治療のためにうっかりアスピリン錠を飲み過ぎたのではないか？　救急室における過換気の圧倒的に多い理由は不安である。それにしても、過換気だけでこれほどの意識不明瞭になるのは稀だった。

過換気は意識不明瞭に対する反応であって、その原因ではないと考えられないか？　シャベルソンは、生理的食塩水の点滴静注の開始を指示した。患者が何時間もサウナに入っていたなら、脱水はあるに違いない。もしも水中毒があるようなら、血清ナトリウム値が役に立つ。アスピリンを含め、薬剤使用の有無を調べるために血液と尿を提出した。

血液検査では、感染症の有無や電解質不均衡も分かる。さらに加えて、彼は酸性度を見るために動脈血も提出した。脳の感染症を調べるための脊椎穿刺や、脳損傷の有無をみるためのＣＴスキャンの実施についても少しは考えてみた。しかし、これらは考えにくいと思われたので、他の検査で答えが出ない場合にだけ実施することにした。

それから看護師は患者の酸素マスクを外し、側孔にテープを貼り、それで患者の口と鼻を覆うようにした。これは過換気に対する通常の治療法なのだが、自分の呼気を再呼吸することにより、吸気の二酸化炭素濃度を上げようとするものである（一〇数年前までは、たしかに通常の治療法だったが、最近では推奨されてはいない―訳者注）。同時に、患者には少量の鎮静剤も投与された。手首から痛々しく採られた動脈血によって、過換気の診断は即座に下された。持続的な深呼吸のために患者の血液は大きくアルカリ側に傾き、そのために視野狭窄や、握りしめられた手指をきたしているのだった。残りの検査結果も、一時間そこらで次々に返ってきた。薬物検査（アスピリン、アヘン剤、エクスタシー、フェンシクリジン、コカイン）は、いずれも陰性だった。感染症の証拠もなかった。しかしながら、血液化学検査では大きな異常があった。血清ナトリウム値が、危険なほどに低かったのである。

脳はナトリウムと水の完璧な均衡に非常に敏感である。これらが異常になると、吐き気や意識不明瞭が起こる。低ナトリウム血症ないし塩分欠乏になると、治療されなければ痙攣、昏睡をきたし、さらには死に至ることもある。患者がすでに受けていた生理食塩水の点滴静注は、失った電解質を補うものだった。「泥酔したような感じだったでしょうね。そう、正に水に酔ったのですよ」と、シャベルソンは患者の仲間たちに説明した。患者は、次の一時間で改善しだした。三人の仲間は、「今年は何年？」への患者の答えの進歩具合をシャベルソンに申告し続けた。「一九九九年まで来ましたよ」と彼らは陽気だった。最終的に二〇〇二年に到達した時には、喝采が送られた。患者はついに記憶の空白を埋めることができたのだ。サウナで脱水状態になってしまうのを恐れて、水分をすさまじく過剰に摂取したのだった。

患者はその日の夜遅くに帰宅できたが、完全に正常に戻るには一週間かかった。一人の仲間が後に私に言った。「いやー、驚きました。我々が毎日している、息をしたり、汗をかいたり、水を飲んだりといったことが、人体にあれだけのことを起こし得るんですね」。

錯乱の川

二年次救急部研修医のジョン・マギー医師は、病院の暗めの小部屋に入って来ると、患者とその婚約者に気軽に挨拶した。「それで、一体どうしたの?」と、彼は患者に問いかけた。その患者も実は医者で、彼の友人だった。二人は、それ以前のインターンの一年を共に苦労した仲だった。この時期の経験は、その後に続く友情の出発点となることが多い。

見たところはそう悪くないとマギーは思い、少しホッとした。だが、患者の心拍は一分間に一五〇回と速かった。血圧は高く、彼女は不安げだった。しかし、さほど大きな病気があるようには見えなかった。それから彼女はしゃべり出した。口から言葉があふれ出てくる感じだった。言葉はでたらめで、話の筋は通らなかった。時には意味のあることも散らばってはいるのだが、激流の中に溺れてしまっていた。マギーが隣の青年のほうを見ると、彼はうなずくのだった。こういうわけで来たのだと。

婚約者の説明によると、彼女は日中は元気だったが、夕食後になって吐き気があり、フラフラすると言い始めた。一時間もしないうちに症状は悪化した。力が入らず、調子が悪く、体が熱いと彼女は訴えた。それから泣きじゃくり始めた。少しは話もしたが意味不明だった。彼の心配は真剣なものになった。

患者は二七歳で、がっしりとした体格をしており、特記すべき医学的な問題はなかった。一年前に二、三度失神したことがあったが、徹底的な心臓検査をしても何の異常もなかった。抗うつ薬のパクシルを服用しており、睡眠を助けるために、別の抗うつ薬のエラヴィルを飲むこともあった。タバコは吸わず、お酒もめったに飲まず、違法薬物の使用も全くなく、毎日ジョギングを楽しんでいた。

マギーが患者を診察するために部屋の明かりをつけたところ、彼女は叫び声をあげた。婚約者の言うことには、そこに来てからずっと彼女は明かりを嫌がるのだった。マギーは明かりを弱めて診察を始めた。発熱はなかった。口腔は乾いていて、皮膚は十分温かく、汗はかいていなかった。その他の診察はごく正常だった。心電図では、頻拍以外に異常所見はなかった。

マギーは、自分の患者になったこの友人のことをじっくりと考えた。誰であろうと精神状態に変調をきたした場合には、可能性のある原因として違法薬物を考えなければならないが、今の場合にはまずあり得ない。彼女はエラヴィルを服用しており、これを多量に飲むと、今回の彼女の症状の多くが起こることがある。過剰使用の可能性はあるだろうか？　頻拍と錯乱はこれで説明できる。しかし、エラヴィル過剰の最も危険な副作用は、血圧が危険域にまで低下することである。彼女の血圧は危険なほど高かった。ひょっとしたら彼女に双極性障害があり、うつ病から躁病へ移行していたのだろうか？　いや、もっと違ったものかもしれない。甲状腺過多ではないだろうか？　甲状腺は、体の組織がどの程度機能するかを調整する、生けるキャブレターのようなものである。少なすぎると、体の機能は低下する。多すぎると加速される。

マギーは彼女の婚約者に聞いてみた。躁病の状態があったかどうか？　彼女には不眠の病歴があるわけだし、不眠は躁病と甲状腺ホルモン過多の症状である。睡眠状態はどうだったのか？　今夕まで何の問題もなかったと彼は言い張った。彼女にはうつ病があったが、パクシルを飲み始めてからはなくなった。睡眠も、いつもより悪いということはなかった。彼はそこで言葉を切った。別件があった。夕食後のことだが、彼もちょっと変な感じがしたというのだ。彼女ほど気分が悪くなったわけではないが、彼の心臓もどきどきして、むかつきもあり、苛立った感じだった。今は良くなってはいるけれど。実は夕食に、二人で庭のレタスを食べたのだった。二人の症状はそれと関係しないだろうか？　マギーは即座に、最近経験した農薬中毒で死にかかった患者のことを思い出した。その彼も、この患者のように譫妄《せんもう》状態だったが、頻拍でもなく、血圧も高くはなく、大量に発汗していた。未だに彼女の診断はすっきりしなかったが、感染症の有無や、血液化学や甲状腺ホルモンの異常を探るために、ルーチンの血液検査が依頼された。違法薬物と睡眠用のエラヴィルを探すために尿も提出された。

検査結果を待っている間に、患者はますます興奮してきた。ベッドから出て来て、救急室の混雑の真っ只中に歩いて行くのを繰り返し、まるで自分が勤務中であるかのように、手袋をはめてチャートを取り上げた。その他にもいろいろなことがあったのだが、彼女は幻覚を起こしているようだった。
夜の間に、検査結果が次々に返ってきた。血液検査は正常だった。甲状腺ホルモンも高すぎることはなかった。薬剤スクリーニング検査も完全に陰性だった。では、一体何が起こっているのだろうか?

明け方になると、患者の血圧は正常域に戻った。錯乱状態も改善した。しゃべり方も明瞭になった。しかしなお、正常からはほど遠かった。何らかの基礎疾患の部分症状だろうか? 以前の失神発作に関連があるだろうか? 小さな脳卒中を起こしているのではないか? 肺に小さな血塊が注ぎ込まれているのではないか? 彼女の症状は、これらのどれにもぴったり当てはまりはしなかったが、かといって、ぴったり当てはまる病気が他にあるわけでもなかった。神経専門医と、以前に彼女を診てくれたことのある循環器内科医が助言を求められた。脳卒中を探すために脳のMRI、血塊を探すために胸部CTが撮られた。正常だった。四日後に彼女は完全に回復し、退院となったが、診断はつかないままだった。

彼女は家に戻ってからも、短いながらも狂気に至った出来事が心配だった。その午後、雑草取りに庭に出てみたところ、招かれざる客が生えているのに気づいた。以前に植えておいた緑と紫のレタスの中に、幾つかのとてもきれいな白と黄色の花が咲いていた。以前はそこになかったし、彼女が植えた覚えは全くなかった。花に成長する前に、この植物がレタスと間違われてサラダに入ってしまったのだろうか? 彼女はその植物を根元から引き抜いて小袋に入れ、近くの園芸店へ車を走らせた。彼女がその植物を袋から取り出して見せると、店主の女性は叫んだ。「触っては駄目よ！　猛毒なのよ。チョウセンアサガオですよ」。悪魔のトランペットともロコ草とも呼ばれるこの植物が、一時的な狂気を引き起こすことは何世紀も前から知られているのだと、女店主は説明してくれた。

この種の植物によって引き起こされる症状はよく知られており、医学校では、それらの症状を確認するための覚え歌が教えられているくらいである。「狂った帽子屋（ルイス・キャロルの『不思議の国のアリス』より―訳者注）のように気が狂い、コウモリのように目が見えず、骨のように渇き、赤かぶのように赤くなる」。結局のところ、患者はこれらの古典的な症状をすべて持っていたのである。この植物の毒素が目を侵すのは、瞳孔を拡大し、光に非常に敏感にさせるからである。婚約者によれば、彼女の顔はとても赤かった。この二つの症状はマギーに見逃されたが、それは彼が親友の快適さのために部屋の明るさを弱めたからだった。彼女の口腔と皮膚は乾いており、狂気は明らかだったが、その二つだけでは診断は下せなかった。他の医者たちが彼女の診察に来たときには、これら四つの症状はほとんど消失していた。

マギーの親切心が部屋の明かりを弱くしたのだが、問題はそれに留まらないと私は思う。マギーは、採血したりCTスキャンを撮ったりする際にその重要性を主張するほどには、医者の観察力の重要性を主張しなかった。というのは、高度技術医療の現代では身体診察が重要な診断道具であるとは、もはや誰も本当に信じてはいないからなのだ。私たちはただ形だけやっているふりをするだけで、自分たちが観察した所見が、器械仕掛けの検査が日常的に提供するのと同様の結果をもたらすなどとは思いもしない。結局のところ、診察に信用を置いていないために、診察してもどうせ駄目だろうということになってしまっているのだ。

この症例は、診断できなくても回復した。彼女は自分で答えを出した。後になって彼女に、なぜ婚約者よりもチョウセンアサガオの影響を強く受けたと思うのかと聞いてみた。「本当のところは分かりません。私のほうがたくさん食べたのかもしれません。パクシルの影響があったのかもしれませんね。抗うつ薬は、同様の副作用をきたしたりしますから」と彼女は答えてくれた。何はともあれ良い教訓だった。彼女はこの物語を医学雑誌で症例報告したいと言った。

悲しみの徴候

「かかりつけの先生に診てもらったの？」と、娘は七二歳の母親に心配そうに聞いた。その母親は、マイアミからニューヨークの娘に会いに来ていた。二、三ヵ月お互いに会っていなかったが、娘にとっては、これが母親だとは思えないくらいの変化だった。元々細身ではあったが、今ではやつれて見えた。ふだんのはつらつとした目は、最近になって突き出てきた頬骨の上で虚《うつ》ろに遠くを見るばかりだった。

事態はそれ以上だった。これまでの生涯を、揺らぐことなく快活に、精力的に、社交的に生きてきた女性が消失してしまっていた。今では母親は、最悪の気分だわということ以外はしゃべらず、一日の大半をベッドで過ごしていた。

二、三ヵ月前に、母親とパートナーがイタリアを旅行していた時が始まりだった。一ヵ月間に及ぶ二人旅の間に、彼女は苛立ち出した。八年前に今の彼氏と恋に落ちたが、それは夫の突然死の二年後だった。これまでの二人の暮らしは楽しいものだった。しかし今回の旅行中に、彼に関するすべて、二人の仲に関するすべてが、彼女の気に障《さわ》り出した。突然、彼女は彼との旅がいやになった。彼と顔を合わせるのさえいやになったのである。というより、誰とも会いたくなくなってしまった。

帰宅しても症状は改善しなかった。彼女は心理学者なので、不安症がどういうものかは理解できた。彼女自身がかかったことはないが、自分の両親で経験していた。彼女は夫の死後、何回か診てもらった精神科医に、もう一度診てもらうことにした。たしかに不安症気味だと、その精神科医は同意した。うつ病もあるとの診立てだった。彼女はその診断を受け入れたが、心だけの問題ではなくて、体のほうも日々の暮らしを営むのにもとても疲れるのだと訴えた。もちろん、あなたの心はあなたの体の一部なのだからというのが、精神科医の判断だった。人間は、特に高齢者はうつの症状を体で感じることがある。悲しいというよりも、調子が悪いとか疲れるとかいうように。

彼女は抗うつ薬を開始し、週に一度、精神科医の診療を受けることになった。良くならなかったので、別の薬が試された。それでも良くならなかったので、精神科医を変えてみたところ、今度は抗精神病薬が加わった。母親が娘を訪問した時には、彼女は四種類の薬——不安用に一種類、うつ用に二種類、不眠用に一種類——を服用していた。これらのすべてを試していたが、彼女は不安でうつ状態であり、眠れなかった。

娘は心配だった。どうして良くならないのか？ 「シンディ先生に診てもらいなさいよ」と娘は言った。シンディ・ミッチ－ゴメス医師は、母親の昔からのかかりつけ医である。マイアミに帰るとすぐに、母親はそのかかりつけ医のところへ行った。ミッチ－ゴメス医師も、彼女を見て心底驚いた。体のやせがひどかった。あまりにもやせこけてしまったので、椅子に座ると前かがみになってしまって、背筋を伸ばすのが一苦労だといわんばかりだった。五ヵ月前のルーチンの身体診察では、彼女はいつも通りの快活な彼女自身だった。それが今では、骨と皮ばかりの不機嫌な人物になってしまっていた。

患者はミッチ－ゴメスに、突然に不安とうつをきたしたのだと説明した。四種類の薬を飲み、精神科医にかかっているが、不安感はひどい。誰にも会いたくなかったので、毎朝の体操教室も諦めた。自殺企図はないが、今後ずっとこんな感じだったらとても耐えられないと。

彼女はその日、最後のほうに残った患者だったので、ミッチ－ゴメスは落ち着いて詳細に調べることができた。彼女には幾つかの曖昧な訴えがあった。時に吐き気があったり、寝起きが汗びっしょりだったりするのは、まるで更年期障害の再来のような感じだった。ミッチ－ゴメスにとっては、うつ病以外に何かが起こっているのは明らかだった。患者は精神科的症状に焦点を当てられてきたが、ミッチ－ゴメスには、疲労、嘔気、体重減少や発汗が心配だった。患者は一五年前に乳癌の治療を受けていた。それが再発して、肝臓、肺、脳に転移している可能性はあるだろうか？　かなり時間が経っているから稀なことではあるが、ないとは言えない。

癌でないなら、何だろうか？　甲状腺機能低下症は高齢者でよく見られる。ビタミンB12欠乏症もそうだ。これらのどちらも、うつ病をきたすことがある。彼女はライム病の多い米国北東部をよく訪れている。進行したライム病の可能性はあるだろうか？　ミッチ－ゴメスは患者に検査室に行ってもらい、血液検査を受け、胸部写真および脳・腹部・骨盤のCTスキャンを撮ってもらうように手配した。

血液検査の結果はすぐに返ってきた。甲状腺もビタミンB12も正常だった。ライム病でもなかった。胸部写真も正常。頭部CTも完全に正常だった。しかし、骨盤CTスキャンが正常ではなかった。左卵巣と子宮の周囲に異常が認められた。経腟超音波検査では、左卵巣に小腫瘤があった。幾つかの検査の後で、婦人科医は卵巣と子宮の摘出を勧めた。

患者のパートナーは彼女がまだ手術室にいる間に、卵管に浸潤していた卵巣癌だったという情報を得た。術者は、根治手術だったと保証してくれた。

手術後、患者には癌がなくなったわけだが、うつ状態はなおも続いた。ミッチ－ゴメスは、癌とうつ病を専門にしている精神科医に患者を診てもらうことにした。ミッチ－ゴメス自身にはこの二つの関係は定かではなかったが、関係していないならば、奇妙な同時発生なのだろうと考えた。

患者は、エム・ベアトリズ・カリアー医師に診てもらいに行った。カリアーは、癌とうつ病の生物化学的関連の専門家である。癌患者は非癌患者よりも、最大で三倍までうつ病になりやすいのだと、彼女はこの新患に語った。単に、癌になることで気分が落ち込むという話ではない。どういうことかというと、癌の中には、ある種の化学物質――抑うつ症状をきたすように脳に信号を送る――を放出するように体に働きかけるものがあるということなのである。そして、これはこの種の癌の大半に言えることだと思われる。この現象を初めて報告したのは、ペンシルベニア大学の神経専門医、ヨセフ・ヤスキン医師であり、一九三一年のことである。ヤスキンは、当初は晩期発症型うつ病・不安症と考えられたのに、数ヵ月以内に膵臓癌が見つかった、その他には問題のない四人の中年患者について発表した。彼はこのうつ病は、「進行性内臓疾患（癌）が産生する中毒性ないし代謝性変化に対する中枢神経側の反応」であるという仮説を立てたのである。

もっと最近の研究によれば、腫瘍や感染症による損傷に対する人体の反応は、サイトカインと呼ばれるメッセンジャー（使い走り）化学物質を放出することである。これらの化学物質は、免疫系や脳や腸管などの人体のいろいろな部位と連絡を取って、損傷に対する反応の引き金を引く。異なるメッセンジャーは異なる反応を引き起こすものであり、ある種の癌のもたらすサイトカインは、強力な免疫炎症性反応だけでなく、うつ病をきたすような神経学的変化をも誘発することが分かってきた。研究者の中には、うつ病と不安症、無気力と他人との接触回避は、感染症や損傷に直面した場合に、生存利益をもたらすものかもしれないという仮説を立てているものすらいる。

あなたの体は異常な細胞の浸潤に反応して、洪水のようにサイトカインを放出したのだと、カリアーは説明した。そしてこれらの化学物質が、うつ病をきたすように脳に働いたのだと話を続けた。この数ヵ月で初めて、患者は希望の光が射すのを感じた。同じうつ病でも、何らかの理由があってのことだと聞かされると、少しは耐え易くなった。癌がなくなったのだから、うつ病も治りますよねと、彼女はカリアーに質問した。理屈ではそうなりますとカリアーは答えた。

そして、ゆっくりとではあるが、実際にそうなった。カリアーは一年かけて、患者の服用している精神科関連の薬物を中止するようにした。彼女は体重を取り戻した。再び体操教室へも出かけるようになった。「生還しました」と、彼女は私に勝利宣言してくれた。そして何もかもが、かかりつけのミッチ－ゴメス医師のおかげだとも付け加えた。お馴染みのうつ病にしか見えないのに、何かそれ以外のものかもしれないとの疑念を抱いてくれたのが彼女だったからである。

激しい狂気

「これはすべて大きな間違いだよ」。その男性は、薄っぺらなプラスチック製の椅子に前かがみに座っていた。目はきらきらしていて、両腕を胴体に巻き、両手はやせた両肩をしっかりと握っていた。「わしが誰だか分かる?」と彼は聞いた。「えっ、分かる?」。しばらくして、彼は言葉を継いだ。「わしの弁護士を呼ぶ必要があるな」。顔を歪め、不気味な笑みを浮かべながら、彼は小さな部屋を歩き回り始めた。彼はひょろっとして、広い肩幅をしていたが、衣服は汚く骨格から垂れていて、新調の頃からはかなりやせてしまった感じだった。三年次医学生のジェシカ・マコイは、患者面接をするために彼女に付き添って来た医者に心配そうに目を向けた。その医者はうなずいて激励の意を表したので、彼女は患者のほうに向き直った。「どうして病院に来られたのか、教えてもらえますか」と、彼女はもう一度尋ねた。薄いチャートによれば、彼は救急室では背部痛を訴えていた。そこで医者たちに説明したところでは、彼には敵がいて、彼らが家に押し入り、自分に毒を注射した。それで背部痛が生じたとのことだった。

「他の医者たちにはしゃべったんだ。彼らはわしを放してくれないんだ」と患者は言った。「これは不法行為だ。わしは世界一金持ちなんだ。わしの弁護士を呼ぶ必要があるな」。彼は荒々しく身ぶり手ぶりで話すのだが、時には顔が歪んで奇妙な不随意的な微笑が浮かぶことがあり、拒絶の激しさとはそぐわなかった。しかし、マコイは辛抱強く接したので、だんだんと事の次第が分かってきた。今日背部痛に悩んでいるのは確かだが、以前からもしばらくは悩まされてきた。何日も不眠が続いており、食事摂取できないのはもっと長くなるが、なぜかは分からない。三八歳になるが、医者があまり好きではなく、精神科医に診てもらったこともなく、精神科病棟に入院したことなど今まで一度もない。彼の主張によれば、有名な歌手だそうである。アルバムを録音しているし、ミリオンセラーになっているし、世界中を巡業してきた。どうして自分のことを聞いたことがないのか？　タバコは吸わないし、お酒もめったに飲まないし、違法薬物とは無縁である。家庭は持っていない。早口でしゃべるので、彼の言葉は凝集してしまい、理解しづらくなることもある。時には彼の答えは韻を踏んだものに変わり、話の端々《はしばし》をラップで歌ったりした。

マコイと彼女に同道する二年次精神科研修医、マシュー・ハーフォード医師にとって、この病歴だけで診断が下せないのは明らかだった。患者の診察も血液検査も必要だった。患者が躁状態なのは明らかだった。活力は常軌を逸していたが、食べることも眠ることもままならなかった。高圧ホースから水が出るように、言葉が口からあふれ出てきた。この原因は一体何か？　クラックやメタンフェタミンなどの薬物がこのような躁状態の最大原因だが、患者は違法薬物使用を否定している。甲状腺ホルモン過剰やナトリウム過少といった人体化学の異常でも、脳活動の変化が生じる。あるいは、本物の精神疾患だろうか？　これが双極性疾患の最初の徴候、つまり躁うつ病の躁状態ということがあるだろうか？　それにしては、彼は年長すぎる。双極性疾患や統合失調症は、青年晩期か成人早期に発症するのが典型的だし、遺伝することが多い。あるいは、これは脳の病気だろうか？　器質脳症候群は精神疾患に似ることがあるが、身体診察での特徴的所見で正体を現すことが多い。マコイは励ましたが、患者は譲らなかった。診察もままならなかったし、採血もできなかった。「自分なりの権利がある。血は駄目、駄目」と彼は言った。自分は何も悪くないと、彼は言い張った。そして椅子に深く腰を掛け直し、両腕を胸に強く巻き、もう二度としゃべろうとはしなかった。

医学生と研修医は閉鎖病棟を出て、話を組み立てようとした。薬物は考えにくかった。救急室では、ふつうの薬剤なら大体は調べられるだけの尿が提出されていたが、これらはすべて陰性だった。彼自身は精神疾患の家族歴を否定したが、これがどの程度信頼できるかは明らかでなかった。さらなる情報が必要だった。救急室で、彼は緊急の接触先として女性の名前を挙げていた。マコイは患者のところに戻り、その女性に電話してよいかを尋ねた。「もちろんだとも。彼女ならわしの素性を言ってくれるだろう。それでわしは放免になるのさ」と彼は答えた。

マコイはその女性に電話をした。「大丈夫でよかったです」と女性は言ったが、心底ほっとした感じだった。男性は数日間失踪しており、姉妹の一人が警察に失踪届を出していた。その女性は患者と二年間交際していたが、彼が次第に引きこもり、寡黙になり、さらに奇妙になってきたことに気づいていた。彼は音も立てず、テレビを何時間も眺めていることがあった。被害妄想になり、疑い深くなった。「今でも彼を愛していますが、すっかり別人になってしまったようです」と、彼女はマコイに告げた。彼女は、患者の話が部分的には正しいことを確認した。彼は精神科医にかかったことはなかった。酒、タバコはやらず、薬の使用もない。音楽の演奏が好きだった。介護施設で料理人として働いていたが、この奇妙な振舞いのために最近失職していた。両親は亡くなっていた。しかし家族はあって、一八歳の大学生の息子と、兄弟が一人、姉妹が二人いる。「お母さんは、何か稀な遺伝病で若くして死んでいます。何なのか私は知りません」と彼女は語り、一息ついた。「彼にもそれがあるのではないかと疑ってきたのですよ」。マコイはハーフォードにこの情報を流そうと、彼を見つけに急いだ。

緩慢に進行し、精神疾患の症候を呈する稀な遺伝病が幾つもある。食事由来の銅の過剰によって起こるウィルソン病は、チック（顔面痙攣）や神経過敏症をきたすことがある。急性間欠性ポルフィリン症も精神病をきたすことがあるが、ほぼ常に重度の腹痛が先行する。そういうものもあるが、ハーフォードは直ちにハンチントン病に焦点を当てた。精神疾患の症状（通常はうつ病）をきたすこの神経学的疾患は、舞踏病として知られる運動障害を随伴する。この症例に見られるしかめっ面と大げさな身ぶり手ぶりは、この病気にあまりにも特徴的なので、以前はハンチントン舞踏病と呼ばれていた。両親のどちらかが侵されていると、その子どもが病気を持つ確率は五〇％である。

そこでもう一度、マコイはハーフォードに伴われて患者の部屋へ引き返した。そして患者に母親とその死について聞いてみたところ、答えは素早く、明確だった。母親はハンチントン病だったが、自分がそうではないのも確かだということだった。検査をしたことはないが、したくもないし、する必要もないのは、そうではないからだとの追加もあった。その晩に、マコイは患者の姉に電話をした。彼女は、自分たちの母親がハンチントン病で亡くなったことを追認した。一番上の兄もかかっており、今は介護施設で暮らしている。弟も多分そうだろうと知らされて彼女は悲しんだが、彼の奇妙な振舞いを聞いた時に、多分そうだろうと腹をくくり始めていた。「そうすると、弟の息子さんのことも心配しなければならないわけですね」。

患者を説得して、診断の確定に必要な採血を受けさせるのに何日もかかったし、二人の姉や患者の息子、そして何人もの姪や甥たちの手助けも必要とした。抗精神病薬を服用するという彼の同意はすでに得ていたので、与薬も開始され、被害妄想や思い込みは弱まり始めた。一週間経つと退院もでき、家族の世話を受けるまでに至った。数週間後に、陽性の検査結果が返ってきた。

診断がついて一八ヵ月後に、私は彼がどうしているかを知ろうとして、この家族の女性リーダーである上の姉に電話をかけた。彼女によれば薬の効き目は速く、ほとんど正常になったが、彼はそうなっても自分にハンチントン病があるとは信じたくなかった。その後間もなく薬を飲まなくなったが、それはあたかも、ハンチントン病とともに生きるという現実よりも、彼なりの妄想を選んだという感じだった。現在、彼は地域の保護施設に滞在している。家族の誰かが時々は会いに行くが、帰宅するのは拒否したままである。家族から逃避するのが、病気自体から遠ざかる彼なりの方法なのだろう。「私にもそれが理解できるのです」と彼女は語るのだった。「弟に何を言えるでしょうか？　私たちの愛で彼の将来が変わるでしょうか？　変わらないのを弟は分かっているのです。私たちにできることはケアだけです。どこに彼がいようとも、それは続けるつもりです」。

高血圧狂い

患者はベッドに横になり苦しそうに息をしていたが、恐怖で目を見開いていた。ベッド脇の看護師も、同様に恐がっているように見えた。ケネディ・コスグローブ医師が病室に入って来ると、彼女は振り向きながら言った。「先生、血圧が測れないのです。彼女の血圧は高すぎて、私には測れません」。コスグローブは、自分の血圧も舞い上がるように感じた。ワシントン州エドモンズ市にあるスティーブンス病院の精神科病棟の大半の患者は、肉体的には健康なので、精神科医のコスグローブはインターンの頃以来、この種の救急は扱ったことがなかった。彼は心電図を依頼し、当番の内科医に連絡した。

一〇日前、患者は同院の救急室に警察の手で連れて来られた。報告によれば、彼女は十代の息子に、今から命を捨てるというお別れの電話をした。彼女の息子と警察は、彼女を家で発見したが、叫び、支離滅裂なうえ、泣き崩れるばかりだった。

その日の午後遅く、彼女に会った際にコスグローブが最初に思ったことは、彼女のとっぴな振舞い――この病棟では珍しくはない――にもかかわらず、彼女が他の患者とは違って見えることだった。髪は手入れが行き届いていた。爪は清潔でマニキュアが塗られていた。疲れていてだらしなくは見えたが、慢性の精神疾患を患っているようには見えなかった。

自己紹介した後にコスグローブは、患者になぜここにいるかが分かるかどうか聞いてみた。涙が彼女の目からあふれ出た。人生の失望を引き受けることができなくなったのだと、彼女は答えた。彼は共感してうなずいた。彼女はベッドの上で落ち着きなく体を動かした。「七回も命を狙われたのですよ。警察に」と彼女は叫び、突然怒りだした。疑い深そうに目を細めた。「こんなことって、聞いたことある?」。ワシントン州とボーイング社によって組織された、彼女に対する陰謀があるというのだ。時には、彼らが自分に語りかけてくるのが聞こえることさえあるという。もっとも、彼らの声は彼女自身の脳内から発せられるのだが。彼女はうわついた笑いをみせた後、再び怒りだした。「出て行って! 出て行って! 出て行って!」。

コスグローブは看護詰所で、救急室で集められた患者情報を点検した。彼女は三九歳だった。離婚しており、一人暮らしだった。高血圧症に対して二種類の薬剤と、抗うつ薬と精神刺激薬を服用していた。精神刺激薬はコンサータといい、リタリンの長時間作用型のものであり、注意欠陥障害という診断に対してだった。

これらの薬剤のそれぞれを、どれだけの期間飲んでいるかは定かではなかったが、コスグローブは直ちに精神刺激薬に焦点を当てた。コンサータによる、稀だがかねてから定評のある副作用として、精神病と躁病があった。これが彼女の症状の原因ではないだろうか? それとも彼女の症状は、単に基礎疾患である双極性障害の躁病のエピソードなのだろうか?

コスグローブは精神刺激薬を止めて、抗精神病薬と精神安定剤を開始しようとした。その服用を彼女が拒否するので、注射で投与することにした。彼女の振舞いは徐々に変わり始めた。感情の激しい変動や怒りの爆発は少なくなった。しかし奇妙なことに、混乱した思考や偏執性妄想は続いた。これらの症状は、改善する時も悪化する時も、たいてい動きを共にした。そして現在、血圧がかくも高くなったという次第である。高血圧と精神病は関連するのだろうか？

当番内科医のミッシェル・ゴードン医師は、患者のベッドへ駆けつけた。血圧を測ったところ、二四〇／一一〇と非常に高かった。彼女は素早く、患者を集中治療室へ移動させた。

ゴードンは、二種類の降圧薬服用中の若い女性に見られるこの種の急激な血圧上昇について、幾つかの原因の可能性を考えてみた。まず圧倒的に多いのが違法薬物だった。閉鎖病棟では入手できないと思われたが、ゴードンは点検するつもりだった。また、腎臓へ血液を運ぶ動脈の狭窄も、この種の間欠性高血圧をきたすことがある。これはふつうは高齢者の病気なのだが、原因はよく分かっていないものの、時にはずっと若い女性に見られることもある。

ゴードンが考えた三番目の原因は、血圧を上昇させるホルモンの一つを過剰に分泌する腫瘍だった。これらのホルモンの大半は、副腎——腎臓の上端に位置する小さな臓器——で作られる。そのホルモンの一つはアルドステロンであり、人体の塩分の量を調節する。過剰な塩分は血圧を上昇させるし、時には著しく上昇させることがある。それとも、この患者には褐色細胞腫があるのかもしれない。これは稀な腫瘍であるが、副腎に過剰なカテコラミンというホルモンを産生させるように働く。ともあれ、これらの副腎ホルモンの過剰な産生は、血圧を急上昇させることがある。

ゴードンは、集中治療室で降圧薬の静脈投与を行い、血圧を正常域にまで戻した。ついで彼女は、腎臓への血流を評価し、副腎の大きさを計るために超音波検査を依頼した。前述の副腎腫瘍は、副腎を増大させることが多いのである。ゴードンは患者の傍に立ち、超音波技師が細身の女性の腹部の上で探触子を走らせるのを眺めた。技師は、腎臓への血流の場所を指摘した。血流は完全に正常ではなかったが、血圧に影響するほど狭窄しているようには見えなかった。モニター上のぼやけた映像が動いたが、技師が腎臓の良好な画像を得ようと努力しているためだった。「見えますか?」と技師が叫んだ。彼が指摘した右腎は正常だったが、その上端の副腎は巨大化していた。

ゴードンは、重要なホルモンのどれが犯人かを見極めるために、血液と尿の試料を提出した。彼女は褐色細胞腫を疑っていた。これは非常に稀な腫瘍だし、その顕著な特徴である頭痛、発汗、頻拍をこれまで患者は訴えたことがなかったけれども、この病気では刺激ホルモンが急増するので、それなら血圧の急上昇の主たる原因となるだろう。結果は翌日に返ってきたが、ゴードンの勘は正しかった。患者は、この稀なカテコラミン産生腫瘍を持っていたのである。

コスグローブは患者の診断を聞くやいなや、その精神科的な症状も、過剰のカテコラミンによってもたらされたのではないかと考え始めた。彼はすでに精神刺激薬のコンサータを中止していたが、それはこの薬が時に精神病と躁病をきたすことを知っていたからだった。

精神刺激薬が精神病と躁病をきたすことがあるなら、刺激ホルモン産生腫瘍も同様なことを起こし得るのではないか？　コスグローブは、この女性患者のように、褐色細胞腫に精神病と躁病とを合併した患者のことを記載した論文を探し出した。いったん腫瘍が除去されると、症状も治まってしまう。稀ではあるが、そういう報告もあるのだった。

患者は腫瘍を除去する繊細な手術をするために、より大きな病院へ転院となった。元の精神科病棟に戻って来た時、彼女はなお偏執的であり、妄想も残っていた。しかし、コスグローブは辛抱強かった。彼の読んだ論文でも、回復には時間がかかった。何週間かの間に、彼女の思考ははっきりしてきた。偏執性もかなり減った。躁状態もなくなった。手術後一ヵ月経って退院する頃には、血圧は正常化し、彼女自身も正常になった。医者たちは、高血圧と精神疾患に対する薬剤を徐々に減らしていった。そしてついに一年半後には、薬剤から完全に解放され、手術の三年後に私が彼女と話した時も、薬は飲まずに済んでいた。

その時点で明らかだったのは、彼女が最終的に救急室に連れて来られた何年も前に、この腫瘍の症状が出現し始めていたことである。しかし、彼女の症状は奇妙で間欠的だった。すなわち、両腕や胸の鋭い痛み、不安、一過性の高血圧、神経過敏になって集中できなくなることの繰り返しといったものである。ついに入院となって、診断がつくきっかけとなった躁病と妄想は、一年前に彼女が注意欠陥障害と診断され、その治療のために薬剤の服用を開始し始めた後に出現した。

その後の彼女の生活は混乱した。三人の子どもも、彼女と一緒に暮らすことはできなくなった。腫瘍から産生される刺激ホルモンと精神刺激薬による二倍量の刺激物質が、精神的崩壊の引き金を引いたようである。

彼女は、腫瘍が除去されるまでの人物を到底自分だとは思えないと、私に語った。病院を退院する時、彼女はコスグローブに走り書きを残した。「先生、私の人生を取り戻して下さったことに感謝します」。

第六章　気を失って

土曜の夜の意識消失

ストレッチャーに横たわっていた若い女性は目を閉じたままだったが、腕や脚はじっとしていることがなかった。戸口にこの患者の母親がやって来たが、ふだんはあふれんばかりに元気な二〇歳の娘が、今や青白く反応がないのを見て、びっくりして身がすくんでしまった。彼女は娘の傍に行き、汗びっしょりの頬をなでた。「何ということになってしまったの?」と、母親は娘に囁いた。

その若い女性には、母親の声は聞こえないようだった。というより、ニューヨーク州シラキュース市にあるアップステート大学病院の救急室に、母親がやって来ていることすら分からないようだった。救急医たちが母親に言えることは、彼女の娘が朝早くに若い男性に置いていかれたということだけだった。その男性としゃべったトリアージ看護師（救急室の前面で、重症度や緊急性を判定する—訳者注）によれば、患者は前夜に、彼と一緒にコンサートへ行った。二人は別々になったが、その夜遅くに再会した時には、彼女は単に楽しそうというより陶酔したような感じだった。彼の長椅子で眠りこけた彼女を翌朝起こそうとしたが、目を開けることすらなかった。自分は心配だったがそのまま眠らせておいたと、彼は看護師に言うのだった。その後、彼女は失禁し、もどし始めた。それでたまらず、彼女を救急室に連れて来たのだった。その後に、彼は救急室から立ち去ってしまった。

こみ上げてくる罪悪感と怒りが、母親を圧倒した。彼女は徹夜して娘を待ったのだった。娘は帰宅すると言った時にはいつも約束を守ったが、昨夜はそうではなかった。母親は朝六時になると、昨夜一緒に出かけた友人たちのアパートへ車を走らせた。眠そうで二日酔い風の若い男性が、娘はそこにおり、今は眠っていると言った。それまで心配と恐れで憔悴していた母親は、少し安心はしたものの怒りを禁じ得なかった。娘はなぜ自分に電話することも忘れ、一晩中心配させたのだろう？　えらいことになったわねと、娘に告げてくれるようにその若い男性に頼んでから、母親はアパートを後にした。今になって、彼女は自問するのだった。自分はなぜ家の中へ入り込んで、娘を連れ戻そうとしなかったのだろう？　どうして娘をそこに放っておいたのだろう？それにしても、病気の女の子を救急室に連れて行きながら、結局立ち去ってしまう友人って一体何なのだろう?

救急医のローレン・ピパス医師が診察した時、患者は呼びかけに反応できなかったし、どんな質問にも答えられず、最も簡単な指示も入らなかった。ピパスが、自分のこぶしを患者の胸に当ててこすった——痛みに対する患者の反応力を調べる方法——時にのみ、患者に周囲の世界に対する何らかの覚醒が生じるように思われた。患者は動き、こぶしの圧力から逃れようとして呻いたのだが、この時でも目を開けようとはしなかった。発熱はなく、心拍は正常だった。

無反応で救急室に運ばれてきて、明らかな病気がない場合に、この年齢層の患者で考えられる最多原因は、薬物中毒か薬物過剰のどちらかである。ピパスは尿によるスクリーニング検査で、最も多く乱用される薬物類を拾い上げようとした。彼女はアセトアミノフェンとサリチル酸——ピリンの活性含有物——を測定するために、血液検査を依頼した。これらの市販薬の過剰は、即座に診断され、治療されないと致命的になることがある。薬物過剰が最も考えやすいけれども、ピパスには、その他には何も起きていないという確証が必要だった。その若い男性が話した尿失禁からは、てんかんの可能性もあった。そこで彼女は、心電図、胸部レントゲン写真、頭部CT、血球数と血液化学を含むルーチンの血液検査も依頼した。さらに、甲状腺疾患や妊娠用の検査も依頼したのだが、それはこの両者が、救急室にやって来る若い女性によく見られるからだった。

検査結果は、次々に手際よく返ってきた。心電図とCTは正常だった。彼女の体内には、最も多く乱用される薬物類の痕跡はなかった。アルコールもマリファナもアヘン剤も認められなかった。尿の検査でアンフェタミンが陽性だったが、これは彼女の無反応の原因としては考えにくかった。さて、彼女の血清ナトリウム――人体の多くの機能の中心となる極めて重要な血液化学物質――は、危険なほどに低かった。塩分欠乏ないし低ナトリウム血症では、意識消失や痙攣が生じることがある。補正されないと、永久的脳障害や死をきたすことすらある。これほどに著明な低ナトリウム血症だと、彼女が無意識であっても何らおかしくない。ただ問題は、なぜこれほどに低いのかである。重要な疑問なのだが、彼女の状態が安定するまで待たねばならないようだった。

ピパスは必須電解質類を補充するために、ナトリウム溶液を指示した。興奮に対しては鎮静剤を投与した。その後に、集中治療室から仲間たちを呼んだ。集中治療室をローテートしている四年次医学生、シャウン・コールが真っ先にやって来た。彼はチャートを点検し、患者をじっと見据えた。絶え間ない動きは鎮静剤で止まっていたが、彼女は未だに痛みにしか反応しなかった。彼は、病院にやって来ていた両親と彼女の兄に、彼女のこと、特に過去二四時間以内のことについて教えてほしいと頼んだ。

彼女は何人かの友人と出かけたと、家族は語った。彼女は優等生であり、自活しようとして、週末は近くのレストランで働いていた。そのために、彼女にはあまり自由時間がなかった。違法薬物を経験したことがあるかとコールは質問した。お酒は飲むが、それ以上のことは絶対にないと両親は保証した。

携帯電話はどうしましたか？　兄は、妹の所持品の一つであるカバンの中をくまなく探して、携帯電話を取り出した。彼女は友人たちに山ほどの連絡をしていたが、これは特に驚くほどのことではなかった。次にコールは、インスタント・メッセージをクリックし始めた。すると、幾つか「モリー」に言及したものが見つかった。モリーってどなた？　グーグルで調べると、答えはすぐに分かった。モリーは、コンサートやダンスパーティで使われることの多いエクスタシー——アンフェタミン誘導薬——の別名だった。しかし、その薬と彼女の現在の状態とはどう関連するのだろうか？

その日の午後に、コールはその関連について調べてみた。エクスタシーは、特に若い女性に、この種の高度な低ナトリウム血症をきたすことがあるのだった。この薬剤は、脳と腎臓に水分貯留を促進するように働くために、体内のナトリウムが希釈されるのである。個人差のようなものはよく分からないが、救急室からの症例報告によると、高容量とは関連していなくて、使用歴のある人に起こるようだった。ともあれ危険な副作用である。この薬で低ナトリウム血症を起こすと、ほぼ五人に一人が死んでいた。残りの者も、永久的脳損傷を受けていた。

患者は一週間後にやっと目覚めたが、彼女の脳が損傷を受けているのは明らかだった。発話は支離滅裂で、時間がかかった。視力も障害されていた。彼女は、読み書きを学習し直さなければならなかった。失ったもののすべてを取り戻すのに、彼女は何ヵ月も費やした。しかし信じられないことだが、彼女は仲間から一学期遅れただけで大学を卒業した。彼女が私に語ってくれたところでは、違法薬剤はめったに使ったことがないし、エクスタシーは以前に一度だけだった。この悲劇的な経験の中で残されたものは、彼女が元の自分に戻るのに、艱難辛苦《かんなんしんく》をいかに乗り越えねばならなかったかという思い出だった。

娘が回復に努めていた時に、母親は、娘に起こったことが他の人たちにも起こるのを防ぎたいと思った。娘は数刻危篤状態だったわけだが、それはおそらく、誰かが救急医へ連れて行ってくれた数時間前からだろう。なぜもっと早く連れて行ってくれなかったのか？　自分たちが前の晩に違法薬剤を使ったことを打ち明けたら、逮捕されるかもしれないと彼女の友人たちが恐れたからか？　トラブルに巻き込まれることを心配しなければ、友人たちはもっと早く彼女を運んだに違いあるまい。

彼らは愚行を犯したが、母親には彼らの恐怖が理解できた。彼女はこのことで何かを成し遂げたいと決意した。彼女は上院議員たちの援助を得て、ニューヨーク州で、善きサマリア人の法が通過するように陳情を行った。ニューメキシコ州で始まったこの法律は、薬剤やアルコールの過剰状態にある人に対して医学的援助を求めた者は訴追を免れるというものである。この法律は二〇一一年に通過した。

度重なる卒倒

中年の女性がプラスチック製の椅子の端に座って、彼女の息子の持続性頭痛の原因について医師が説明するのを聞いていた。すると突然に、彼女は前のめりになり、リノリウムの床にへたり込んでしまった。フィリップ・レデライク医師は、その女性に慌てて駆け寄った。彼は看護師に、「救急車を呼んで」と叫んだ。「患者のお母さんが卒倒してしまった」。

ニュージャージー州クリフトン市の耳鼻科医のレデライク医師は、二、三週間前に初めてその母親に会っていた。しかしその時は、彼女は患者として受診していた。彼女は一日に何度も卒倒していたのだが、誰にもその理由は分からなかった。レデライクも解明できなかったが、彼女は息子の慢性副鼻腔炎の治療のために彼を連れて来ていた。レデライクが治療の選択肢について説明していた時に、彼女は床に崩れ落ちてしまったのである。

こういう発作が、過去数ヵ月の間ほぼ毎日起こっていると、彼女は初回面接時に話していた。彼女は四九歳の看護師であり、ほぼ三ヵ月前のある土曜日までは、自身を健康だと思っていた。彼女はその日、バル・ミツバー（ユダヤ人の男の子が、一三歳になる時に行われる成人式―訳者注）へ行くために靴を履き、上体を起こした時に、胃に不規則な鼓動感を感じた。次の瞬間、彼女は床にくずおれていた。夫は彼女のもとに駆け寄った。彼女には夫が自分の名を呼ぶのは聞こえたのだが、返事ができなかったし、目を開けることすらできなかった。

しばらくすると、あっという間に始まったように、それはたちまち過ぎ去った。彼女はすっかり元気を回復した。病院へは行きたくないと夫に言った。シナゴーグへ行きたかったからである。そんなこんなで、彼らは一・五キロも歩いてシナゴーグへ行った。礼拝の後のコーヒー休憩の際に、彼女はまたもや胃の不規則な鼓動感を感じ始めた。また卒倒するだろうか？　はたしてシナゴーグの扉に辿り着くか着かないうちに、彼女は卒倒してしまった。ついには、夫の説得で病院へ行くことになった。

彼女は二日間を心疾患集中治療室で過ごした。その間に医者たちは、失神発作として始まり、死で終わることもある不整脈がないかを調べた。何も見つからなかった。頭部ＣＴスキャンを撮り、さまざまな血液検査もした。すべてが正常だったので帰宅することになった。

気絶の医学用語は失神だが、これはよく起こる現象である。全人口の半分近くの人々が、一生の間に一度は失神することがあるとされている。ほとんどの場合、その原因は良性で、一過性である。医者たちの技は、良性でも一過性でもない症例を特定することである。心拍が速すぎたり、遅すぎたり、不規則すぎたりして、脳に血流が十分に送られないと失神する。正常調律への回復が間に合わないと、二度と目覚めることはないかもしれない。

それよりもずっと多いのは、脱水やその他の諸原因によって突発的な低血圧が起こり、それが引き金となる失神である。こうした致死的でない諸原因を鑑別する最善の方法は、発作を目撃することである。というわけで、患者は退院するまでに、失神発作を誘発するように工夫された傾斜台検査を受けることになった。患者は血圧計や心臓のモニターにつながれ、台に縛られ、そしてほぼ垂直にされた。そして、そのままの姿勢が約一時間維持された。患者が失神し、計器が原因をとらえることができれば、検査はうまくいったことになる。しかし、患者は失神しなかった。それが何であれ、二度も起きた出来事の原因が消滅したことを願って、彼女は帰宅の途についた。

しかしその翌日、彼女が仕事場へ車を運転していたところ、今ではお馴染みになった胃の鼓動感をまた感じ始めた。車を高速道路脇に寄せるのが何とか間に合った。目覚めてから夫に電話をかけたが、彼は彼女をそのままかかりつけ医のところに連れて行った。かかりつけの内科医も、病院で診てもらった医者たちと同様に困惑した。彼は専門医たちに診てもらうことにした。うち一人は、これらの発作は失神というよりも、てんかんかもしれないと考えた。しかし脳波は正常だったので、そうではないと思われた。ニューヨーク市で特にお勧めの神経専門医は、念入りに彼女を診察し、分厚い彼女のチャートを調べて、高らかに言うのだった。どこも悪いところはないから、くつろいでヨガでも始めたらどうだろうかと。

その頃になって、彼女はレデライクの予約を取った。彼女は内耳に障害があるかもしれないと思ったし、レデライクもまた彼女の友人たちのお勧め医者だった。最初に会った時、レデライクは気楽には考えなかった。彼女が多くの専門医にかかったのは分かっていた。それでも彼は、彼女の話を聞き、診察した。彼女は少し疲れていて、軽い喘息があったものの、例の奇妙な繰り返す発作以外に問題はなかった。彼は彼女の登録をし、再診を予定した。その間に、彼女の息子が耳鼻科医にかかる必要ができて、息子をレデライクのところに連れて来たのである。そして今、彼女が床の上で動かなくなっているという次第なのだ。

「救急車は呼ばないで」と、彼女は大声で叫んだ。彼女は瞼を開いた。「これはしょっちゅう起こっているのです。私は大丈夫です。本当に」。

レデライクは、彼女が静かに座るのを眺めた。「あなたの病気が分かりましたよ！」と、彼は興奮しながら言った。彼女の突然の卒倒は、あたかもスイッチが入って筋力がすべてなくなったかのようだった。失神のようだけれども、そうではないのがレデライクには分かった。なぜなら、彼女は実際には意識を失っていなかったからである。彼女の病気はおそらくカタプレキシー（情動脱力発作）といったものであり、ということは彼女にはナルコレプシー（居眠り病）もあることになると、彼は語った。ナルコレプシーというのは、睡眠の要素が覚醒時間にも入り込み、逆に覚醒の要素が睡眠にも侵入することにより、夜間の不眠と日中の持続的な眠気が起こる病気である。ナルコレプシーの患者は大概の場合、カタプレキシーも合わせ持っている。一般に、私たちは睡眠中に夢を体の動きで表現することがある。随意筋制御が完全に消失すれば、こういった夢の体現は抑制される。カタプレキシーでは、その随意筋の完全な消失が目覚めている時にも生じるので、レデライクが観察したような突然の劇的な脱力が起こるのである。なぜかはまだ分かっていないが、こういった発作は強い情動が引き金となることが多い。

「彼女の息子さんの、慢性副鼻腔炎の幾つかの治療方法について話していたのです」と、レデライクは私に説明してくれた。「いろいろ手を尽くして駄目なら、手術ということになるでしょうと言いました。その手術という言葉が私の口から出たとたんに、彼女は床に倒れたのです」。レデライクにとっては三つの要素の組み合わせ、すなわちストレスの経験（息子が手術を受けることになるかもしれないと聞いたこと）の後に彼女が卒倒したこと、彼女には、レデライクが看護師に救急車を呼ぶように頼んだのが聞こえた（意識がないわけではない）という事実、それに彼女の急速な回復ぶり、これらがカタプレキシーの診断につながったというわけである。

ナルコレプシーの生物学的理解は端緒に就いたところである。睡眠、特にレム（ＲＥＭ）睡眠を寄せつけないタンパクを作る細胞が、どういうわけか壊されてしまうと、レム睡眠の一部が覚醒時間にも侵入してくることになる。これらの細胞破壊の原因については、誰も分かっていない。最近の研究では、ナルコレプシーは遺伝性疾患だということが明らかとなっている。しかしながら、その遺伝子を持つ大半の人々がナルコレプシーを発現するわけではない。こういった研究の全容は、まだ十分には理解されていない。

彼女は睡眠障害を訴えたことがなかったが、レデライクが調べてみると、実はあったのである。彼女は大人になってからはほとんどずっと、日中に二、三時間は昼寝をしていた。レデライクはこのことを聞いて、彼女にはカタプレキシーを伴ったナルコレプシーがあることを確信した。そして睡眠検査で確定診断が得られた。

カタプレキシーの治療は難しい。多くの患者は、ザイレムという商品名で売られている薬（日本では未承認―訳者注）に最終的に行き着く。この薬は路上ではＧＨＢとして知られ、デートレイプ薬にもなっている。強力な即効性鎮静剤であり、カタプレキシーの患者が必死に求めている睡眠を得やすくさせる。主治医はほどほどに効くだけだと忠告したので、薬を飲み始めるや発作がピタッと止まった時には、彼女は小躍りした。しかし、彼女にも主治医たちにも理由は分からないが、約六週間後には発作が戻ってきた。最初はほんの時々だったが、今ではほぼ毎日となった。

彼女は、いつもとは違う自分の状態への対処を学んできた。車の運転はもうしていない。彼女がそうした前兆を感じた時には、周囲の人たちに心配しないように注意を促している。彼女は小さな共同体の一員であり、今ではほとんどの者が、彼女には救急車を呼ぶ必要のないことを心得ている。ただしほとんどであって、全員ではない。最近のことだが、息子のバル・ミツバーの際に、彼女は例の馴染みのある胃の鼓動感を感じ出した。隣の女性に前もって言おうとしたのだが、その時間がなかった。その女性は大声で助けを求めた。皆がやって来て、これは彼女の場合にはふつうのことなのだと静かに説明したが、後の祭りだった。彼女はそこで一息つき、それから静かな笑みを浮かべて私に語った。「あの方は、あまりシナゴーグに通っていないのだと思いますわ」。

寒冷の症例

三五歳の背の高い男性が、海辺から続いている階段の手すりをつかみながら、「気絶しそうな感じだ」と言った。弟が振り返ると、彼は砂にまみれた板張りの階段にくずおれた。

通路に横たわった男性は、よく日焼けしていたのに顔色は奇妙にも青白かった。今上がってきたばかりの海はとても温かいのに、彼の唇は紫色を帯びていたのである。それに両手が真っ赤になっており、どういうわけかふつうより大きく見えた。

救急室に着く頃には、患者には意識が戻っていた。顔色も少し戻ってきたのが妻には分かった。医者が慌ただしくやって来て質問を始めた。その日泳ぎに行くまでは元気だったと、患者は言った。しばらく水に入っていると頭がフラフラし始め、また手足の皮膚が、洗濯で縮んでしまったかのようにピンと張った感じになった。海辺に上がって、脚を胸にきっちりとくっつけるようにして座った。寒くて震えが止まらなかったのを覚えている。その時までに両手が腫れてしまって、結婚指輪を外さねばならなくなったと、妻が付け足した。数分後に弟が海から上がって来た時にも良くならなかったので、家族で休日用に借りた家まで皆で戻りだした。患者の心臓は強く速く打っており、視野は狭まっているようだった。それからくずおれたのだった。

その他の症状はなかった。海の中で何かに刺されたという記憶もなかった。医学的な問題は何もなかった。実際、休暇に入る前に健診を受けたところだった。

救急室では、患者の心拍は速く、脈は微弱だった。手足は赤く腫れていた。その後数時間で、彼の症状はすべて治まった。検査では心臓の基礎疾患は何も指摘されなかったが、彼の年齢と症状を考えれば、休暇から戻ったら循環器内科医に経過観察してもらったほうがいいと、医者から勧められた。

帰宅して、実際に循環器内科医の診察を受けた。心電図と運動負荷試験は正常だった。循環器内科医は、あの日海辺で彼に何が起こったかは究明できなかったが、心臓が原因だとは考えなかった。彼は安堵し、そのことは忘れてしまった。ただし、再度それが起こってしまうまでだが。翌冬に彼とその家族は、わずかながらも太陽の光を求めてペルーへ行った。ボディサーフィンを楽しんでいた時、突然に例の頭のふらつきを感じた。今回は恐怖感にとらわれた。

荒い波にもまれて気絶してしまえば死ぬかもしれないのが分かったからだ。彼は海から上がり、一月の太陽の暖かさの中で座り、頭のフラフラが通過するのをひたすら待った。心臓が強く速く鼓動し、手足が赤く腫れあがったのは、去年の夏の日と同じだった。今回彼は卒倒しなかったが、休暇の残りの日々を、海辺の安全な場所から波を眺めて過ごさねばならなかった。

冬のニューヨーク市に戻って彼が気づいたことは、自分の手が赤く張れて痛くなるのは冷たい外気に晒《さら》された時であることだった。看護師の姉から、レイノー現象かもしれないとの指摘があった。レイノー現象は、寒冷に対する過度の反応であり、冷気に晒されると手指（時には耳、鼻、顔や足指）の色が変わってしまうのである。寒冷に反応して血管が著しく収縮すると、侵された体の部位は青白くなり、血流が戻るとまた赤くなるという案配なのだ。

ふつうは良性（時に疼痛を伴うにせよ）だが、レイノー現象は重症の病気の存在を示唆することがある。姉は、リウマチ専門医に診てもらい、レイノー現象かどうかを明らかにしてもらうよう促した。そういうわけで、ニューヨーク大学のリウマチ専門医、エフスタシャ・チオペラス医師に診てもらうことになった。冬場に手に生じた奇妙な腫れや赤さについて、水泳後の二度の頭のふらつきについて彼は話した。

診察は全く正常だった。さて、彼にレイノー現象があるとすると、寒冷がきっかけとなるのがごくふつうなわけだが、その診察室はとても暖かかった。チオペラスは、その診察室からいなくなったと思ったら、洗面器に水と氷を入れて戻って来た。彼女は患者の右手をつかんで、その洗面器に浸すようにした。レイノー現象だとすれば、彼の手指は青白くなるはずである。変化は素早かった。水の中の手は赤黒く変化した。右手の腫れはひどくなり、左手が小さく見えるほどだった。

彼の反応はレイノー現象の典型例ではなかったが、自己免疫病の徴候にはいろいろな種類があることは、チオペラスには分かっていた。何か見逃していないかを確認するためもあり、レイノー現象と関連する幾つかの病気の有無を検査で調べようかとも考えたが、チオペラスには彼が専門医を間違えてやって来たように思えた。彼の腫れた手は、血管浮腫として知られるアレルギー反応のように見えたのである。この重症の局所性浮腫は、それだけ単独に起こることもあるが、もっと重症のアレルギー反応、時にはアナフィラキシーの前兆になることもある。「何がアレルギーなのか私には分かりませんが、寒冷がきっかけになっているようです」と、チオペラスは語った。「アレルギー専門医に診てもらうほうがいいでしょう」。

患者の妻は、心底心配になった。寒冷によって引き起こされるアレルギー？ 彼女はコンピューターの前に座り、「寒冷によって引き起こされるアレルギー」を検索した。すると、彼女が今まで聞いたこともないものが現れた。寒冷誘発性じん麻疹、つまり寒冷自体に対するアレルギーである。天候に対してアレルギーがある人がいるということは、彼女には思いもよらなかったけれども、その記述は完璧なまでに夫の症状に当てはまるものだった。

彼女は夫のために、アレルギー専門医のクリスティーヌ・フジッロ医師の予約を取った。彼の症状と、チオペラスの実施した氷水試験の反応を聞いて、フジッロはうなずいた。妻なりの診断は正しかったのである。夫が寒冷にアレルギーがあるというのは本物だった。

アレルギー反応が起こるのは、何らかの暴露が肥満細胞という特別な白血球の引き金を引き、いくつかの化学物質が血流に放出されるからである。その化学物質の中にはヒスタミンが含まれる。抗ヒスタミン薬が治療に使われるのはそういう理由である。それらの化学物質は、血管内水分が周囲組織に漏れ出るように働くので、多くのアレルギー反応では局所性の腫脹と掻痒《そうよう》が起こる。季節性アレルギーに見られる痒くて腫れた目や、鼻水の垂れている赤鼻だけでなく、喉の狭窄やアナフィラキシーショックまでが含まれる。大半のアレルギー患者にとっては、アレルギーの引き金を引くのは何らかの物質なのだが、一部の者の場合には、周囲環境自体がその代用になることがあり、その中では寒冷へのアレルギーが最も多いというわけである。

このアレルギーがなぜ一部の人々だけに起こるのかは分かっていないが、ともあれ成人若年層に最も起こりやすい。フジッロは、毎日服用する抗ヒスタミン薬とエピペン——重症アレルギー反応が起きた際のエピネフリンの筋肉内注射——とを処方した。できるだけ寒冷を避けることが何よりも大切だと患者に注意し、彼女は次のように続けた。最も危険な時期は必ずしも冬とは限らない。というのは、冬は暖かい服装をするのを忘れないからである。逆説的ながら、脅威が最も大きいのは、むしろもっと暖かい月々なのだ。というのは、きらめく海の波、近隣の家のプールへの誘い、その季節にしては寒い夕べなどが、寒冷に対する意識や備えをおろそかにさせてしまうからである。最悪の症状が泳いでいる時、つまり彼の全身が寒冷に晒された時に起こったのは例外的ではないのだと、彼女は言った。

診断がついてから、この奇妙なアレルギーと共存することを学んだと、患者は私に語ってくれた。最も難しいのは、自分の状態を他の人たちに説明することである。最近のことだが、彼は寒い日に自分の娘を迎えに小学校へ出かけた。早く着いたので、暖かくしていようと建物の中に入った。ところが、両親たちは建物の外にいるように決められていたのである。どうして入ったのかと聞かれたので、寒冷に対してアレルギーがあるのだと説明した。一人の教師が、うなずきながら微笑んだ。「私たち誰もがそうではないでしょうか?」。彼女はそう言って立ち去った。

最も深い睡眠

「妻を起こそうとしても、目を覚まさないんです！」。電話の声はうろたえていた。夫婦はベッドに横になっていたのだが、四三歳の妻がいびきをかきだしたのだ。彼女はこれまでにそんなことはなかった。夫は彼女を起こそうとしたが、反応しなかった。彼女の名を大声で呼び、肩をゆすった。かなわなかった。彼は恐くなって救急車を呼んだ。

彼は到着した救急隊員たちに、健康で活動的な妻のどこが悪いのか見当もつかないと言った。その日、何も変わったところはなかった。彼女は、午後遅くに仕事から帰った。夕食を作り、それからキックボクシング教室へ行った。帰宅し、子どもたちを寝かしつけ、ウォッカとクランベリー・ジュースを少し飲んだ。それから夫婦でベッドに行った。ふだんは夫は妻よりも遅くまで起きているのだが、この夜は同時に床に入った。横になり、しゃべっていた時に、妻がいびきをかき出したのだ。あまりにも突然で思いもかけないことだったので、夫は最初は悪ふざけかと思ったぐらいである。

救急隊員たちは彼女を起こそうとした。彼女の名前を呼び、揺り動かした。麻薬を中和させるナロキソンを注射した。夫は、妻はそんな薬物はやっていないと言ったのだが。彼女から得られたものは呻き声だけだった。救急隊員たちは彼女を救急車に乗せ、ミシガン大学医療センターの救急室へ急いだ。

その夜の救急室当番のロバート・シルバーグライト医師が、救急車の到着を迎えた。「昏睡状態の四三歳の女性で、夫が発見」と救命士たちは報告し、重症患者用に用意された場所へ患者を移送した。「いびきあり、痛み刺激以外には無反応」。

患者は細身の女性で、シルバーグライトには、全く壮健かつ健康であり、ただ眠っているだけに見えた。彼は自分のこぶしで彼女の胸部を強くこすった。これは胸骨こすり刺激と呼ばれ、非常に強い痛みを与えて何らかの反応を引き出すのに用いられる手技である。「止めて」と彼女は呻いたが、目は開けなかった。そして目覚めることはなかった。

シルバーグライトは、この患者の奇妙で意外な眠気について、どんな原因があるのかまとめてみた。

薬物過剰：基本的には、健康な成人の突然の意識消失ではよくある原因である。夫は妻には違法薬物歴はないと言うし、ナロキソンも効かなかったので麻薬は考えられなかった。にもかかわらずシルバーグライトは、その他の鎮静薬やアルコールについて調べるために、血液と尿を提出した。

外傷性脳損傷：キックボクシング教室で、頭部に打撲を受けたのではないか？　打撲の場所によっては頭蓋骨の中に出血をきたし、数時間後に意識消失に陥ることもある。彼女には頭痛の訴えもなかったし、頭部打撲の話もなかった。それでも、シルバーグライトは頭部CTスキャンを依頼した。脳周囲の出血は、無治療のままだと永久的な損傷を残したり、致命的だったりするからである。

脳卒中：症状が突発したことは脳卒中らしく思えたが、症状自体、つまり突然の意識消失は脳卒中らしくなかった。それでも脳卒中を考える必要があったのは、詰まった動脈を開通させ、脳全体の血流を回復させる薬剤の投与により、脳卒中による損傷が減少したり、場合によっては予防すらできるからだった。しかしこういった薬剤は、発症後四時間半以内に投与しなければならない。それに致命的な出血をきたし得るほどに強力な薬剤なので、脳卒中であるという確定診断が必須である。

薬剤検査はすべて陰性だった。血液中アルコール濃度は、夕食後の軽い一杯という報告と矛盾しないものだった。頭部CTスキャンでは、出血や卒中の証拠は認められなかった。シルバーグライトがCT血管造影――脳動脈を描出する――を追加依頼したのは、卒中を示唆するような何らかの閉塞を探すためだった。これも正常だった。

シルバーグライトは、脳卒中について特別の研修を受けている神経専門医、レスリ・スコラルス医師と相談した。すでに遅かったので、スコラルスは在宅だった。シルバーグライトは彼女に症例を提示し、持続的なてんかんがあるかどうかを調べるために脳波をとろうと思っていることを説明した。

スコラルスは病院へ急ぎ、午前一時に到着した。彼女が救急室での検査結果を点検し終えた頃には、患者が眠りに入ってから二時間が経過していた。

スコラルスが症状の突発性に強い印象を受けたのは、シルバーグライトと同様だった。脳卒中だろうか？　もしそうなら、通常とは変わっている。一般に、脳内での動脈の流れ方のせいで、どんな閉塞が起こっても、脳の片側への血液と酸素が遮断されるだけである。だから典型的な脳卒中は、半身の脱力や麻痺を生じるのであり、患者の意識ははっきりしているのがふつうである。私たちを覚醒させている脳の部位は、網様体賦活系として知られている。網様体賦活系は、左右のどちら側も一本ずつの動脈で栄養支配されているのがふつうだが、これはもしもこれらの血管のいずれかが詰まった場合に防御機転になるような、いわば余剰とでも言える構造である。しかしながら人口のごく一部でしかないが、網様体賦活系への血流支配が一本の血管だけのことがある。その場合は、Percheron 動脈という名前がついた、この単一の動脈がきっちりと詰まってしまうので、網様体賦活系への血流が完全に阻止されることになり、無意識が生じることになる。この患者に起こったのはこれだろうか？

スコラルスは研修医の時期に、この種の脳卒中を一度経験したことがあった。もっと年長の男性だったが、突然の意識消失の原因が究明されるまでに数日を要した。この稀な脳卒中だと分かった時には、損傷は永久的なものになってしまった。

スコラルスは時刻を見た。患者が症状を呈してから三時間が経過していた。もし Percheron

動脈に凝血塊が詰まっていたとしても、血栓溶解薬を使用して血管を再開させ、損傷が永久的なものにならないようにするのにはまだ時間の余裕があった。しかし、まずはもっと綿密に調べるためにMRIの撮影が必要だった。

半時間後にMRIが動き出すと、患者の脳が次第に画面に映し出されてきた。スコラルスの眼前には、患者の頭蓋骨、次に脳の最上部、さらに中脳が現れた。そして、そこに輝点が認められたのである。Percheron 動脈の阻血による網様体賦活系の損傷が示唆された。スコラルスは、救急室チームに血栓溶解薬を用意するように連絡した。

投薬は、四時間半の期限切れ直前に開始された。投薬が点滴でなされている間に、スコラルスは、患者の夫に画像上の損傷部位を示した。そして悪い情報も告げざるを得なかった。薬が効いたとしても目覚めない可能性があること。目覚めても何らかの後遺症が残るだろうこと。彼女は、元の彼女でなくなる可能性が高いこと。

すると突然、夫に妻の声が聞こえた。彼とスコラルスは、彼女のベッド脇に駆け寄った。彼女は少し恐がっていたが、目を開け、しゃべり出した。彼女には自分の名前が分かった。夫の名前も分かった。現在の大統領の名前も分かった。彼女は生還した。

患者はその後数日間、病院に留まった。元気だったのだが、医者たちには、なぜこんな脳卒中が起こったかの究明が必要だった。心臓超音波検査が答えを提供してくれた。心臓の右側を左側から隔てる壁（心房中隔―訳者注）に、穴が開いている（卵円孔開存―訳者注）のが分かったのだ。通常は血液は心臓の右側に戻り、それから肺を還流する間に酸素化され、心臓の左側に到達する。そして、そこから血液は全身に駆出される。肺は一種の濾過装置の機能も持っているので、凝血塊やその他の粒子を毛細血管で捕捉するのだが、この患者の場合は心臓の壁に穴が開いていたので、体のどこかでできた凝血塊が、心臓の右側から一気に左側に流れてしまい、脳に辿り着いてしまったのだ。つまりは肺の還流がバイパスされ、凝血塊が肺で濾過されなかったのである。

私が患者と語った時、彼女は元の自分に戻れたことに驚愕し、感謝に堪えないと言った。

「あの夜、幾つもの点で私は幸運でした。もし夫がいつもの時刻にベッドに来ていたら、何も気づかなかったかもしれません。もし神経専門医がやって来てくれなかったら、もしMRIがされていなかったら…」。彼女の話はそこでいったん中断したが、こういった可能性についてしゃべるのさえ気乗りがしない風だった。「ともかく、すべてが恐ろしいことですわ」。

心臓で卒倒

「直ちに病院へ来ていただかねばなりません」。電話の声は親切で、指示は明瞭だった。しかし、電話を受けている五九歳の女性にとっては、その意味が今一つ分かりかねた。彼女の心臓のどこかが悪いのだろうか？　何キロも離れたところでモニターを見ながら、心拍が異常であり、危険ですらあるのだと、医者たちは言った。しかし、彼女にはそうは思えなかった。この一週間は風邪にかかったような感じで活気がなく疲れていたから、なるほどすっきりとはしていなかったが、心臓のほうは大丈夫だった。胸も痛くなかったし、動悸もなく、その他にも問題はなかった。

彼女は念のために旅行カバンに荷造りをして、マサチューセッツ州フラミンガム市のメトロウエスト医療センターへ、友人に車で連れて行ってもらった。救急部に辿り着くと、部屋に入るようにせきたてられ、心臓モニターが装着された。そして点滴ルートが確保され、採血もされた。彼女の人工ペースメーカーの状態を「尋問する」かのように、彼女の胸は分厚いプラスチック製のスキャナーで詳細に調べられ、得られた情報がダウンロードされた。人工ペースメーカーは六週間前に埋め込まれていたのだが、それが問題の出発点だった。

彼女は一ヵ月半前に、調理台に立って夕食用に玉ねぎを細かく切っていたのを覚えている。それから突然に床に倒れてしまった。倒れたのを覚えていないし、気を失いそうになったのさえ記憶にない。一瞬前には真っすぐに立っていたのに、その直後にそうではなかったのだ。しかしその後にすっきりしてからは、しっかりと起き上がり、夕食も作り終えた。

彼女はこの出来事を思い返すことはなかったかもしれないが、翌日にまた起こってしまったのである。その時、彼女は車を運転していた。幸いにも左折をしている時で、車の速度はゆっくりだった。突然、車が歩道の縁石に突き当たってしまった。一人の女性が車の窓越しに、大丈夫ですかと声をかけてくれた。

救急車が来て、彼女をメトロウェスト医療センターへ運んだ。そこでの血液検査では、トロポニン、すなわち損傷された心筋が放出するタンパクが高値だった。心臓カテーテル室で、循環器内科医が細い管を血管に通し、心臓に栄養を供給している動脈が照らし出されるように造影剤を注入した。これらの動脈の一本が詰まると、心臓の当該部分の血流が遮断され、心筋梗塞や心臓麻痺に陥ったり、また不規則な心拍と突発性失神をきたしたりするのである。ところが、そのような所見は認められなかった。彼女の動脈は正常だったのである。したがって、心臓麻痺では全くなかった。しかし、医者たちがいろいろ考えている間に、彼女の心臓が突然に停止した。即座に心臓マッサージが開始され、大量のエピネフリンが注入された。彼女はまばたきをし、目を開けた。彼女には人工ペースメーカーの必要があることを、一人の医者が冷静に告げた。その時点で心臓ペースメーカーが装着された。

彼女になぜ時々不整脈が起こるのかは分からなかったが、医者たちが事態の解明に努力している間も、人工ペースメーカーは心臓の鼓動を助けた。その後の六週間、彼女は定期的に循環器内科医にかかった。その度に、胸痛や動悸がなかったかどうかを誰かに聞かれたが、彼女にそんな異常はなかった。しかし第五週目頃に、それまでのようには長く、また速く歩けないことに気づいた。循環器内科医は心臓超音波検査をしたが、特に問題は認められないとのことだった。

そして、冒頭の電話がかかってきたという次第である。

メトロウェスト医療センターの心臓モニターでは、白いスパイクの速い行進が見られたが、背の高いやせこけた兵隊が画面を駆け抜けるような感じだった。時々少し歩調を乱している者がいたが、かえってその他の者の整列を強調するくらいだった。看護師が血管ルートからベータ遮断薬を注入すると、スパイクの連隊の速度が遅くなった。

検査技師が、心臓超音波検査をするために入室してきた。ゲルを塗ったプローブ（探触子）が胸に密着したまま動かされると、彼女の速い律動の心筋が不鮮明に描出された。彼女はそれまでに一〇回ほどこの検査を受けたことのあるベテランだったが、この時検査技師は、彼女が聞いたことのないことを言った。「いくらか心筋損傷があります」と彼は指摘した。

「ブリガム病院へ転院してもらおうと思います」と、循環器内科医は彼女に告げた。ブリガム・アンド・ウイメンズ病院は、三〇キロほど離れたボストン市にある。救急車に一人で乗ってと考えると、彼女の落ち着きは徐々に消え失せた。夫はその日の朝に、ワイオミング州のジャクソン・

ホールでスキーをするために、息子と一緒に出かけたところだった。電話をかけてみたが、すぐに留守電になってしまう。おそらく機上なのだろう。連絡を取ってほしいとメールを打ったが、彼女の頬には涙が流れた。

ブリガム病院では、循環器内科のガリック・スチュアート医師が、患者が到着するまでにその記録を点検していた。彼女の心臓は、あらゆる点で故障しつつあった。調律が異常だった。だからこそ失神してしまったのだ。速さも異常だった。医者たちが在宅の彼女に電話した時は、彼女の心臓は正常の二倍以上の速さで拍動していた。そして超音波検査では、心筋自体に損傷があることが分かった。これらのすべてをきたす病気はごく少ない。彼女の病気は何らかの心筋炎――心筋を攻撃する感染症や炎症――の可能性が高い。そのうち犯人の可能性が最も高いのはウイルスだが、その他にも怪しい者がいる。巨細胞心筋炎のような自己免疫病も広範な心筋損傷をきたすが、これはごく稀な病気である。あるいは、サルコイドーシスのような浸潤性の病気の可能性もある。もっともこの病気は、実際に心筋が破壊されるわけではなく、心筋の中に異常な細胞が入り込み、心筋の活動が邪魔されるというものである。

こういった病気の可能性がある中で、最も致命的なのは巨細胞心筋炎だった。これが彼女の病気なら、免疫系を停止する薬剤を直ちに投与しなければならない。この病気による損傷は急速進行性であり、不可逆的である。増悪させないためには、即効性のある積極的な治療法が不可欠である。この病気は、上記三つの稀な病気の中でも最も稀なものだが、医者が決して見逃してはならないものでもあった。確定診断するためには、心筋生検をする必要があった。

彼女がボストンに着いた時に、悪い知らせがもう一つあった。生検後にＭＲＩ撮影が必要だった。彼女の人工ペースメーカーは撮影の支障にならなかったのだが、結婚指輪が問題だった。過去三五年間に何回かしか外したことがなかったので、今では外せないのだった。切断するしか方法がなかった。それがないと、奇妙なことに裸にされたような感じだった。そして言いようもなく孤独だった。夫が家に向かおうとしていると知ったのは励みになったが、傍に居てくれるというのと同じではなかった

生検結果は翌日に返ってきた。三つの可能性の中で最も危険な巨細胞心筋炎だった。この不可解で致命的な自己免疫病が、死体解剖される前に診断できるようになったのは、約五〇年前に心筋生検が開発されてからである。効果的な治療法は、最近になって初めて現れた。

スチュアートは患者との話し合いに行った。事態が厳しいのは彼には分かっていた。治療をしない場合、巨細胞心筋炎の大概の患者は、診断がついて数ヵ月以内に死亡するか、それとも心臓移植を受けるかだった。

良い知らせと悪い知らせがあると彼は告げた。悪い知らせは、患者には非常に手ごわい病気があることだった。良い知らせは、治療法があることだった。彼女には数種類の免疫抑制薬が必要であり、もしもの時に心臓移植の資格があるかを調べるために、広範な検査を受けなければならなかった。最新の研究で分かったところでは、積極的な治療法により一年間生存できる者は三分

の二以上に上り、その大半は心臓移植を受けなくてよかった。

彼女の治療はその日から始まり、高容量の副腎皮質ステロイド薬とシクロスポリン――移植患者に使われることの多い免疫抑制薬――が投与された。治療によって免疫系がほぼ完全に無能力になってしまうので、感染症を予防するために抗菌薬も投与された。

六ヵ月間かかって、彼女は健康を回復した。かつて友人たちと楽しんでいた五キロの速歩はまだかなわなかったが、三キロはできるようになり、年末には五キロに達する自信もついた。病気によって破壊された心筋の回復は望めないが、残存心筋の改良によって消失したものを補えるようになるだろう。免疫抑制薬はなおも服用し続けていたが、スチュアートは少しずつ減らしていた。

彼女と夫は、新しい結婚指輪を購入した。彼女が失ったその他のものはそう簡単に取り換えられるものではないが、自分のかつての状態、すなわちそれまでは心底ありがたく思うことのなかった健康状態に戻ろうと彼女は心に決めたのである。

脈がない

「心配しないで」、一〇代後半の少女はそう言いながら床にしゃがみ込んだ。その日はニュージャージー州郊外の高校生活最後の日であり、彼女は友人たちとラウンジにいて最終試験の勉強をしていた。

仰向けになって目を閉じながら、「私にはこれが起こるのよ」と少女はつぶやいた。「救急車を呼ばないで」とも。彼女の友人の一人が、手首をつかんで脈を調べた。泡立った血液が口唇の間から漏れ出し、鼻血も滴り落ちた。友人は少女を横向きにしたが、かなりの量の暗赤色の血液がカーペットに流れ落ちた。「救急車を呼んで」と、その友人は近くで仰天している仲間たちに叫んだ。「看護師にも来てもらって」。

すると突然、その友人に少女の脈が触れなくなった。友人は首の周囲を触れ回り、頸動脈を探そうとした。どこにも拍動が触れなかった。友人は少女を仰向けに戻し、心肺蘇生を始めた。彼女は救命士になる科目を履修していたのだった。片方をもう一方にかぶせた格好の両手を少女の胸骨直上に置き、かつて教えられた通りに「ステイン・アライヴ」の歌に合わせて深く律動的に圧迫した。看護師が除細動器を持ってやって来た。看護師は少女の胸に粘着性パッドを貼りつけ、器械の側にも粘着剤を塗った。器械に録音された音声が、少女に電気ショックを与えるように指図した。三千ボルトが貫通した時、彼女の体は硬直した。心肺蘇生を続けよとの器械の指示があった。合計三回の電気ショックを受け、その間も心肺蘇生が継続されているところに救急車が到着し、彼女を近隣の病院に運んだ。

実は、彼女は何ヵ月か前にその病院に来たことがあった。クリスマスの頃に彼女が床に倒れていて、頭の周りに、明らかに口と鼻からのものと思われる血の輪ができているのを母親が発見した。母親は驚いて、即座に救急車を呼んだ。「息をしていますか?」と通信指令係が聞いた。母親は、自分の手を娘の胸郭の上に置いた。「そう思います」と母親は答えた。

地域病院の救急室で最初にとられた心電図には異常があった。トロポニンという血清タンパクが上昇しており、これは心筋が損傷を受けたという印だった。この若い患者の心臓に何かが起こったのは明らかだった。しかし、心臓モニターでの調律は規則的だった。さらに心臓超音波検査――音波による心臓の画像探索――でも、心筋は正常に機能していた。数日経つと、心臓損傷のすべての徴候は消え失せた。

帰宅してから一ヵ月間、少女は心臓モニターを付けた。それは、彼女に何が起こったかの手がかりとなるような異常所見を記録するためだった。これは完璧に正常だった。春には、母親も患者本人もやや楽観的になりだした。何が具合悪かったのか分からないが、多分過ぎ去ってしまったのだからもう大丈夫だろうと思ったのだ。そうしたところ、高校での事件が起きてしまったという次第である。

救急車は、彼女をニューアーク・ベス・イスラエル医療センターへ運んだ。その時までには、彼女の意識は戻っていた。循環器内科医は、今回の事態はおそらく、クリスマス前に起きた事態と同じ原因で起きたのだろうと説明した。心臓の拍動が異常になり始め、その後に停止するわけである。彼にはその原因がしかとは分からなかったが、二度あることは三度あり得るので、彼女の胸に除細動器を外科的に装着してもらうことを勧めた。心臓が再び止まっても、器械によってその命を救うことができるのである。皆が合意し、小さな器械が装着された。

その一方で、診療チームの残りの医者たちは、これらの出来事で見られた血液のすべてが一体どこから来たものかを解明せねばならなかった。口からの大量出血は、ふつうは上部消化管からである。しかし、内視鏡が口から挿入されて彼女の食道や胃が検索されたが、著しい出血をきたすようなものは何も見つからなかった。

もう一つ可能性のある出血源は肺だった。それを調べるためには胸のＣＴスキャンが必要だった。この時点で、少女は約一週間入院していた。数限りない検査を受け、何種類もの針を刺されたが正解が見つけられない状態だったので、彼女は不安で不満だった。さらに別の検査と聞かされ、彼女には耐えられそうもなかった。ＣＴ検査を受けている間は不快で寒いだろうし、造影剤用の針をもう一本刺さなければならないのだ。ＣＴ室に移送されてからも、中止できないものかと母親に泣いて頼んだ。「私にはできないわ」と彼女はさめざめと泣くのだった。しかし、彼女はやり遂げた。むせび泣きの合間にではあるが、指示通りに息を吸い、できるだけ長く息を止めた。

テジ・ファタク医師は小児科医で放射線科医でもあり、この少女のケアに関わっていた。操作室の窓を通して、涙の流れる彼女の顔がスキャナーの中に消えてゆくのを見た後に、彼はモニター画面にぴったりと収まってくる画像を観察した。突然彼は、右肺の底部に不規則な形の小さな明るい輝きを見つけた。その辺りは、ふつうは全体的に暗く見える場所だった。血管の絡み合いのようだった。彼にはそれがどういうものか即座に分かった。肺動静脈奇形（ＰＡＶＭ）であり、肺動脈と肺静脈が異常に結合したものだった。一般に静脈は薄壁の構造物であり、血流はゆっくりで、その時々の血流量に応じて伸縮する。動脈は壁の厚い筋肉に富んだ血管であり、心臓から拍動ごとに駆出される速くて高圧の血流に耐えられる構造をしている。ファタクに見えている構造物は静脈にしては大きすぎるし、動脈にしてはいびつすぎる形だった。ＰＡＶＭに違いないのだった。この奇形は裂けやすく、危険な出血に至ることがある。

ファタクは患者と母親の注意を引くために、操作室の窓を叩いた。「分かりましたよ！」と、彼は大きな声を出した。彼はスキャナー室に急いで入り、何が見えて、それがどういう意味があるのかを説明した。患者に必要なのは、再出血しないようにこの血管を遮断する手技なのだと彼は話した。そこで患者はイェール・ニューヘーブン病院へ転院となり、右肺の下肺野の絡み合った血管は、人間の髪の毛ほどの太さのコイル状の細い針金で閉鎖された。このコイル状針金の周りが凝血することにより、血管が永遠に密封されてしまうのである。

大半の患者にとっては、診断が一つつけば、「どこが悪いのか？」という質問にはそれで十分である。ところがこの症例ではそうはいかない。この種の異常な肺血管があることは、今度はさらに、別の稀な病気の存在を考えねばならないことが多い。それは遺伝性出血性毛細血管拡張症（ＨＨＴ）という病気である。親から子に継承されることが多いこの病気では、胃、肺、鼻、肝臓、脳などに異常血管が生じやすいのである。加えて大半の患者では、全身に染みくらいの大きさの赤い斑点ができやすいのだが、これは毛細血管拡張という奇形の血管である。この症例では、明らかな毛細血管拡張症は認められなかった。これらの異常血管は、この症例のように重篤な出血を生じたり、感染症、さらには脳卒中さえきたし得るのである。またＨＨＴの患者は、この少女のように、ほぼ毎日起こる鼻血のような度重なる出血をきたしやすく、胃やその他の消化管、肺、さらには脳からも断続的に失血し、貧血をきたすことにもなるのである。

遺伝子検査により、ＨＨＴをきたす遺伝子突然変異の一つがこの少女にあることが確定された。彼女の両親のどちらにもこの病気はないので、これは妊娠直後に、彼女の遺伝情報に生じた突然変異である。診断を確定するのが重要だったのは、彼女が子どもをもうけた場合に、その子どもは五〇％の確率で突然変異を継承し、この病気になるからである。

今も分からないことは、この少女がなぜ、あの異常で致死的な心臓の調律になったのかということである。彼女がかかっている循環器内科医は、ＨＨＴ以外に心臓の病気があるのではないかと考えている。彼女と母親は、ＰＡＶＭと出血が、どういうわけか不整脈の引き金を引いたのではないかという仮説を立てている。実際のところ、彼女はＰＡＶＭの治療を受けて以来この六年間、一度も不整脈を経験していないからである。

この若き女性は、ほぼ毎日起こる鼻血——ＨＨＴの患者には日常事だが——によって自分の病気を思い知らされる。しかし彼女は、鼻血ごときで活力を衰えさせないように気を配ってきた。彼女は大学を卒業し、その後も自分自身の仕事に没頭している。

第七章　奇妙な発疹

赤い恐怖

「いや！　漆《うるし》じゃないのは確かですね」と口走りながら、ウォルター・ラーセン医師は、オレゴン州ポートランド市にある自分の診療所の診察室に入って来た。五六歳の女性は、二日前の火曜日にラーセンに診てもらっていた。その時は心配程度だったが、今では恐かった。彼女は自分の両手と両腕に視線を落とした。色白の肌は、見るからに危険そうな赤い線条で隠れんばかりだった。「おまけに体全体になのですよ」。診察用ガウンを降ろして、腕から首、さらに背中、胸、腹にかけて十字模様に走る緋色の線条を露わにした。その赤い線条をもっときっちりと見ようと、ラーセンは体を患者の傍に寄せた。発疹の正体は分からなかったが、ほんの二、三日前に比べてずっと醜悪になっていることは確かだった。

患者が発疹に初めて気づいたのは月曜日で、その時点では両手の甲にほぼ限局したものにすぎなかった。全く痛くもなく、痒くもなかった。しかしその日のうちに、より赤くなり、また腫れだした。そして一夜のうちに、その赤い部分の上に小さな水疱が形成された。姉は、彼女の手を見て心配になった。「医者に診てもらいなさいよ」と促した。患者は気が乗らなかった。というのは、地域の電力会社の仕事を一時解雇されていたので、健康保険がなかったのである。しかしながら、両手の発疹はかなりひどくなってきた。そして痛みも伴うようになった。彼女はラーセンの診療所に電話をかけ、その日遅くの予約を入れてもらうことになったのである。

最初の診察でラーセンが即座に疑ったのは、おそらくは漆の木によると思われるアレルギー性接触性皮膚炎だった。その種の発疹にしては季節が遅いけれども、彼には今までに多数の経験があった。接触性皮膚炎に関する書物の執筆を手伝ったこともある。過去数日の間に戸外に出たことがないかと、彼は患者に尋ねた。週末に友人の農場を訪れて、不断草を摘んだけれども漆は見なかったと、彼女は答えた。それでも、その返事は少なくともラーセンにとっては、漆による接触性皮膚炎を確信させるのに十分だった。

患者は納得しなかった。彼女はこれまで漆に負けたことがなかった。さらに加えると、漆かぶれは痒いので有名ではないのか？　彼女の発疹は触ると痛いけれども、全く痒くはなかった。そういう事情はあるけれども、彼女が戸外で木々に囲まれていたという状況はあるし、初診時はたしかに漆負けのようにも見えたので、ラーセンがその診断を軽視するのは難しかった。ステロイドの塗り薬を処方し、二、三日経ったら再診してほしいと指示した。

二日経ち患者がまたやって来たわけだが、ラーセンは困惑してしまった。彼女の両手に当初認められた小水疱は硬くなり、赤い線条はずっと濃くなり、ほぼ紫色と化していて、盛り上がってもいた。みみず腫れが首、背中、脚と腹部を走る様は、まるで鞭に打たれたようだった。実際のところ、この見苦しい模様を隠すために手袋をはめ、長袖を着なければならなくなったと、彼女は打ち明けた。

発疹が痒くなり始めたのだろうか？　赤い線条は、強く掻きむしったことで表皮が剝離したように見えたが、彼女は掻きむしっていないと言うのだった。おまけに発疹は背中の真ん中にもあり、そこまでは彼女の手が届かなかった。ラーセンは胸ポケットからキャップのついたボールペンを取り出し、それで彼女の背中を縦に擦《こす》り、薄赤い線を付けた。彼はそういったことをしながら、皮膚描記症という病態をもった人たちがいて、それは触れられることに対する皮膚のアレルギー反応なのだと説明した。このような患者においては、彼が背中にしたような圧を加えると、彼女の体に今あるような赤いみみず腫れが生じることがあるのだ。彼はしばらく待ったが、薄赤い線は消失してしまった。

最近何か新しい薬を服用し始めたことがないか？　アレルギー性薬剤反応として、この種の全身性発疹が起きることがある――もっともラーセン自身は、このようにひどいのは今まで見たことがなかった。彼女は首を横に振って、新しい薬は飲んでいないと言った。発熱はないか、発疹以外の症状はないか？　何もないと彼女は答えた。そうなら感染症は考えにくい。

「よろしい。応援部隊を呼ぶことにしましょう」。ラーセンは患者に、二、三人の同僚を呼び入れてもよいかを尋ねてから部屋を出て行った。数分すると、二人の若手の同僚医師と一緒に戻って来た。しばらくすると、そのうちの一人、ミッチェル・アドラー医師が沈黙を破った。最近シイタケを食べたことはありませんか、と彼女に尋ねた。その質問に彼女は驚いた。「どうして分かりますの？」と思わず聞き返した。発疹が出た三日前の金曜日に、近くの食料品店で、油とコショウで調理したシイタケを試食したのだった。いつもより少し歯応えがあったが、美味しかったので喜んでいただいた。

若いアドラーは患者に感謝し、それから三人の医者たちは、それ以上は彼女に何もしゃべることなく部屋を出ていった。そしてラーセンだけが戻って来た。「生か、加熱が不十分なシイタケに対する典型的な反応だと私たちは考えます」と、彼は彼女に説明した。医学用語ではシイタケ皮膚炎と呼ばれるこの発疹は、一九七七年に初めて記載された。それ以来アジアでの報告は多いのだが、米国では皆無ではないにせよ、ごく稀だった。発疹は、シイタケのデンプン様成分による中毒反応と考えられている。レンチナンというこの成分は熱で分解されるので、シイタケ皮膚炎は、シイタケが生か、加熱が不十分な場合にのみ見られる。

「シイタケにアレルギーがあるということなのでしょうか？」と患者が尋ねた。本物のアレルギーではないのだと、ラーセンは説明した。ある物質に暴露して悪い反応があった時に、それがアレルギーだと考えられるのは、免疫系が作動した場合だけなのである。その時には、じん麻疹や腫れ、時にはアナフィラキシーが生じる。しかしこのような発疹が生じても、検査をして免疫反応の徴候が認められない場合は、アレルギー反応ではなく、中毒反応だと考えられるのである。レンチナンに含まれる何らかの成分が引き金を引いて、血管が拡張し、皮下に少量の炎症性化合物が漏れ出るというのが、最新の考え方である。

生のシイタケによるこの種の反応が、誰にでも起こるわけではない。ある研究では、五百人を少し上回る患者にレンチナンが経静脈性に投与された。九人にこの線条発疹が生じた。残りの患者は無傷だった。その無傷の人たちが幸いなのかもしれないのは、このレンチナンには重要な健康上の利益があると考えられているからである。いくつかの研究によると、レンチナンには、虫歯から結腸癌までの種々の病気を予防する効用がある。むちで打たれたような線条が、どうして一部の者に出現するのかは分かっていない。同様の発疹は、化学療法薬のブレオマイシンでも起こることが知られている。

ラーセンは、何かを見逃していることがないように発疹部の生検をしてもらうことにし、患者には副腎皮質ステロイドクリームの塗布を続けるように指示した。クリームの効果はあったけれども、発疹が完全に消えるには何週間もかかった。

加熱が不十分なシイタケは控えるようにと、ラーセンは忠告した。「今後は、シイタケに触るということすら決してしませんわ」と彼女は答えた。「シイタケに医学上の効用があるかどうかは、私にはどうでもいいのです。こんな発疹が一つできただけでも、もう十分です」。

若いアドラーが、この正体不明の発疹の素性を見破れたのはどうしてだろう？　自分より年長で、経験豊富な同僚が診断できなかったというのに。私はアドラーにその疑問を投げかけた。彼は微笑んだ。「私は別に、とっぴな診断を連発するタイプの医者ではありませんよ」と彼は答えてくれた。「本当に運が良かっただけなんですよ」。アドラーは、シイタケ摂取後の、この奇妙な発疹を経験した患者の症例報告を読んでいた。雑誌に載っていた写真がとても印象的だったので、実際に患者を見るやいなや、すべてをすぐに思い出したというわけだった。「グループ診療の良さはそこにありますね。ちょっと困っても助けを求められる。そうすると、グループの誰かが多分答えられるだろうという案配です。友人と一緒にクロスワードパズルを解くようなものです。片方が知らなくても、もう一方が知っているということもあるでしょう。今回は、たまたま私が知っていたということなんですよ」。

医者たちの手にかかって死にかけた

大きな衝突音が聞こえ、家が揺れんばかりになった。夫人が音のしたほうへ急いだところ、五七歳の夫がテレビの部屋で倒れていた。看護師になるために勉強中の二三歳の息子が、父親が倒れた浴室から彼を引っ張り出したのだった。夫の顔はむくんでおり、皮膚は黒ずみ、不自然な赤紫色になっていた。目は開けていたが、注視はしていなかった。変なゴロゴロ音が、開いた口から生じていた。翌日の大腸内視鏡検査の前処置用に飲む、水差しに入った下剤の残りが机の上に置いてあった。

「エピペン（エピネフリン・ペンの略。最も重症型のアレルギーであるアナフィラキシーに対する自衛用の筋注エピネフリン―訳者注）を取って」と息子が叫んだ。父親が一度だけだが、以前にこの種の反応を経験しているので、彼は家にエピペンがあるのを知っていた。母親に救急車を呼んでと指示しながら、彼は自動的に作動するシリンジを父親の大腿に押し付けた。

救急隊員たちが到着した時、父親の血圧は低すぎて測りにくかった。呼吸は不規則で大きな音がしたが、それは組織が腫れてしまって、気管が危険なほどに狭まったせいだった。救命士たちが、肺に空気が入りやすくするために気管に小さな穴を開けるかどうかを話し合っていると、彼は目を開けた。エピネフリンがついに効果を発揮し、呼吸は静かになった。彼は、テネシー州ナッシュユビル市郊外のフランクリンにある、ウィリアムソン医療センターへ運ばれた。

さらなるエピネフリンと静脈内輸液により、患者の状態はより良くなった。数時間で退院となったが、バンダービルト大学のアレルギー診療所で診てもらうようにとの指示を受けた。彼は何かにアレルギーがあり、あわやそれで死にかけたのだ。だから、その何かを見つけなければならなかった。次回はさほど幸運でないかもしれない。

彼は子どもの時分にペニシリンにいささか問題があったが、大人になってからは、今回の出来事の二年前まではアレルギーなんて経験したことがなかった。その時は首に何らかの関節炎ができたのだが、タイレノール（アセトアミノフェン市販薬―訳者注）や理学療法が効かなかったので、ある医者にステロイド局注を勧められたのだ。その医者によれば、脊柱近傍へのステロイド局注一発で炎症は引き、痛みもなくなるということだった。

その局注は専門医にしてもらった。ちょっとつまんだくらいの感じで、全く痛くはなかった。しかし、シャツを元通りに着ようと立ち上がったとたんに、全身が熱くなった。「何かおかしい」と彼は声を出し、周りに危険を知らせた。髪の毛は汗だくになった。全身がチクチクした。下方を見ると、両腕と両手がむくみ、みみず腫れになっていた。目まいがしてきたと思ったら突然に、目の前が受信状態の悪いテレビ画面のようになった。大腿にチクリとした感じがした。エピネフリンですよと告げられた。

次に彼が覚えているのは、救急車に乗ったことだった。その次は救急室の記憶に飛ぶのだが、腕から静脈内輸液が入り、妻がベッド脇にいた。エピネフリンが追加され、静脈内輸液が増量された。しかし、いったん増悪し、体がベッドからはじき飛ばされんばかりの痙攣に見舞われたが、最終的には回復した。数時間後には、帰宅可能ということになった。

ステロイドにアレルギーがあるのだと告げられた。しかし、これは道理に合わなかった。というのは人間の体は生来、ステロイドホルモンで満たされているからである。しかしともあれ、彼の反応は明らかにアレルギーであり、しかもその最も重症型であるアナフィラキシーだった。

アナフィラキシーは恐ろしい経験だったが、再発しなかったので少しはゆったりと構えることもできた。それでもやはり、その二年後にかかりつけの診療所から、大腸内視鏡検査の予定を入れようとの連絡があった時には、何か新たな物を摂取することが気がかりだった。検査の前処置用に摂取する下剤について質問した。その下剤の名前は違っているが、彼が七年前に初めてこの検査を受けた時の薬と基本的には一緒だと言われ、安心した。七年前の検査では何の問題も起きなかった。下剤を何口か飲んでみて、しばらく待った。すると数分後に口の中が痒くなり、みみず腫れに先行するあの奇妙なチクチク感が始まった。抗ヒスタミン薬を飲むと、次第に症状は治まってきた。そこで、このことをかかりつけの消化器内科医に報告した。大腸内視鏡検査自体は受けたかったので、検査の前処置用の下剤を別の物にしてほしいと頼んだ。

彼は包装紙を入念に調べてみた。薬の名前も違っていたし、製薬会社も別だった。安心して最初の大きなグラスを一気に飲み干した。すると数分後に、あのステロイド注射の後と同じ恐ろしい症状が始まったのである。抗ヒスタミン薬を二錠飲んだが十分ではなかった。汗だくになり、耳鳴りが強くなってきて、他の音はほとんど聞こえなくなった。体全体にみみず腫れのチクチク感が起こってきた。顔の皮膚はテカテカとし、引っ張られるようだった。そして突然、足元の落とし戸が開いて暗闇の中に姿を消すような感覚にとらわれた。

意識が戻った時、彼には、救命士たちが気道に穴を開ける必要があるかどうかを議論しているのが聞こえた。自分の呼吸自体にゴロゴロした大きな雑音が伴っていたので、恐怖にとらわれた。しかし呼吸は改善し、彼は再び救急車で二年前と同じ救急室へ急送された。

この三回目のアレルギー反応と二回目の救急室搬送の後に、彼は医者たちの忠告に従い、バンダービルト大学のアレルギー診療所に電話をかけた。最も早く取れた予約日は、何週間も先だった。辛抱強く、しかし不安に駆られながら、彼は自身で検索を始めた。最初の医者から、脊柱近傍に注射したステロイド薬の名前を教えてもらった。デポ・メドロールというような名前だった。同じ反応を起こした大腸内視鏡前処置薬は、ガビライトCだった。口の中を痒くしたのは、モビプレップだった。

三つの製品を調べてみると、これらに共通している含有物は、食塩（塩化ナトリウム）とポリエチレングリコールという代物だけだった。後者は、産業界でも医学界でも使われている不活性化学物質であり、手の化粧水から、整髪スプレー、ジェルカプセル、錠剤に至るまでの各種製品の潤滑剤・充填剤になっている。そして彼が発見したように、ポリエチレングリコールはステロイド製剤や通じ薬にも使われることがある。

これだけの知識で身を固めた上で、彼はバンダービルト大学の医者たちに順次当たってみた。薬物アレルギー反応の専門医であるコスビー・ストーン医師は、夫婦に自己紹介し、患者に話をするように仕向けた。「私は先生に、仕事の仕方をどうしていただきたいなどと話すつもりはないのですが、私がPEG、すなわちポリエチレングリコールにアレルギーがあるのは、かなり確かなことなのです」。

ストーンは驚いた。そんな正体不明の製品へのアレルギーについて口を挟む患者はほとんどいない。彼は続けて、三つの薬剤の経験を話した。三つの薬剤に共通する含有物はPEGと食塩の二つだけであり、食塩は大いに摂ってきているからそれではない。

ストーンは相談相手のエリザベス・フィリップス医師に、診察室での話し合いに顔を出してくれるように頼んだ。彼女は患者の物語を聞き、それから二人の医者は症例検討のために部屋から出て行った。PEGが、この種の重篤なアレルギー反応を起こし得るのか？　文献検索をすると、少数ながら同様な症例が見つかった。それでもやはり、この致命的な反応をきたすのがPEGであることをきっちり確かめるのが大切だろう。二人の医師は診察室に戻って来て、患者の検索能力を褒めたたえた。

その後数週間にわたって検査がなされた。患者は、PEGとその化学的同族の一つであるポリソルベート八〇に対して、重篤なアレルギーがあった。彼は地域の電力会社で働いていて、ＰＥＧの産業版とでもいえる製品にかなり暴露していた。遺伝的傾向のある個人においては、この種の度重なる暴露はアレルギー反応につながることがある。

彼が新しい製品や薬物を使う前には、その含有物を綿密に調べるようにとの指示が医者たちからあった。それから彼は、医学的注意喚起用の腕輪を付けることになった。それは他人に彼のアレルギーを知らしめることによって、ＰＥＧやポリソルベート八〇を含む製品を偶然に受け取らないようにする配慮だった。

最近のことだが、妻が買った新しい手の化粧水で手が痒くなるということがあった。ラベルを見た。案の定、リストのずっと下の方に書かれた含有物の一つがＰＥＧだった。ストーンは警告していた。化学物質はどこにでもあると。

ストーンにとって、この症例こそが自分の仕事の醍醐味に気づかせてくれたのである。すなわち、患者とともに腰かけて、彼らの物語を傾聴できるということである。それはまた、あの著名な二〇世紀の医師であったサー・ウィリアム・オスラーの箴言《しんげん》――患者の話に耳を傾けよ、そして患者に何があるのかを語らしめよ――にもある通りである。

昔ながらの皮膚病変

「頭の中がフワフワする感じです」と、電話の相手はボソボソとしゃべった。二年次研修医のステファニー・パウチ医師は、この男性の奇妙な訴えをどう判断していいのかよく分からなかった。目まいがするということだろうか？　患者自身もよく分からなかった。彼に言えることは、頭の中が「フワフワする」ことと、気を失いかけたということだけだった。原因どころか、訴えの性状すら分からなかったので、パウチは彼に、救急室を受診するように手配した。彼女はその日、シカゴ大学医療センターの当番だった。患者が到着次第、彼女が訴えの解明に当たることになる。

ごった返す救急室でパウチはその六八歳の男性を見つけたが、彼のチャートをちらりと見ただけで、ぼんやりとしていた訴えの正体が分かった。血圧が下がりすぎていて、ほとんど測れないくらいだったのだ。彼は何度も立ち上がろうとしたが、血圧はさらに下がり、立ちくらんでしまうという案配だった。患者を一見しただけで、危険なほどの低血圧の原因が推察できた。重症の脱水だった。彼の眼はうつろで、無表情だった。浅黒い肌は相当にたるんでおり、顔の骨から垂れ下がっていた。灰色になった口ひげはきちんと刈り込まれていたが、唇は乾き切ってひび割れており、その間から同じように乾き切った舌が何度も出たり入ったりするのだった。

静脈内輸液が開始された。回復に役立つのは確かである。それよりも、患者がこのような状態になったのは一体どうしてだろう？　患者の口数は少なかったが、ゆっくりとではあるが妻の助けを借りて、パウチは彼の物語を組み立てることができた。過去数ヵ月の間、彼はひどい下痢に悩まされていた。昼間には五～一〇回トイレに行った。夜もこのパターンの繰り返しだった。夜の眠りが妨げられなかった最後がいつだったか、思い出せないくらいだった。痛みや発熱や悪寒はなく、ただただトイレに行くのが止まらないのだった。

患者がしゃべっている際に、パウチの目は彼の両手に注がれた。拳から指先に至るまでずっと、奇妙な縞模様のついた、浅黒くぼってりとしたガサガサの肌で覆われていた。パウチが彼の一方の手を優しく裏返して手のひらを見たところ、そこはもっとひどかった。患者の話では、発疹は長く続いており、何週間、いや何ヵ月にもわたっていた。同様の発疹は、背中や胸や足にも見られた。

こんな発疹をパウチは今までに見たことがなかった。ただし、患者が病院へやって来たのは下痢のせいであり、発疹のためではなかった。彼女は、問題に注意を向けようと努めた。この持続する大量の下痢の原因は何だろうか？　患者の分厚いチャートをぱらぱらとめくってみた。彼には医学的問題が幾つもあった。糖尿病、アテローム性動脈硬化症、それに高血圧症。これらの組み合わせがあれば、腸管に届く血液量が制限され、組織が栄養不足になることにより下痢が生じることがある。重症下痢には、その他にも多くの原因がある。感染症があるし、癌もある。ある種の腫瘍は、消化性ホルモンを過剰に産生することにより下痢をきたすことがある。

パウチは感染症の有無を探るために患者の便を、またホルモンの過剰産生を調べるために血液を検査に提出した。消化管に栄養供給する血流が詰まっていないかどうかを見るためには、血管の超音波検査も必要だった。

パウチは翌朝の回診で、指導医のヴィニート・アローラ医師にこの症例を提示した。経験がずっと豊富なアローラは、患者の多量の下痢の心配もしたが、変わった発疹にも強い印象を受けた。それらは、同じ一つの病気の部分症状であり得るか？　このような患者の評価は最も難しいのだと、アローラは後に私に語ってくれた。というのは、医学的問題が多くあるので、前景（現在の病気）と後景（複雑で、時には異常な基準状態だが、今は患者の正常な状況として捉えるべきもの）との区別が困難だからである。

下痢と発疹の両方をきたす重要な病気が幾つかある。セリアック病――グルテンという小麦の成分への過敏症――が、下痢と発疹をきたすことがある。セリアック病の発疹は、大半の発疹とは異なり手のひらや足の裏にもできるのである。亜鉛欠乏症も、下痢と発疹の両方をきたすことがある。多数のビタミンB欠乏症にもその可能性がある。パウチは、このような欠乏症のための血液検査を素早く依頼した。

その後の数日間で患者は顕著な改善をみせた。下痢の回数は減ったし、血圧も上がったので、病院に来ることになった目まいを感じることなく座ったり立ったりできるようになった。その一方で、検査結果が次々に返ってきたが、これといった答えは得られなかった。超音波検査では動脈硬化は認められたものの、消化管への血流は十分保たれていた。感染症の証拠はなかった。セリアック病ではなく、亜鉛欠乏症でもなかった。約一週間ですっかり回復したので、真因はわからないまま患者は帰宅した。

数日後に、アローラと彼女のチームは、解答ないし少なくともその一部を得た。依頼していた血液検査の結果では、患者には重症のビタミンB6欠乏症があった。当初、アローラは戸惑った。ビタミンB6欠乏症は米国では稀だし、手足の痛みは起こすけれども、発疹や下痢は起こしにくいと思ったからである。探求の結果、彼女は貴重な発見をした。それはビタミンB6という必須栄養素の欠乏が、患者にペラグラという病気を引き起こしたということである。一八世紀のヨーロッパの医者たちによって初めて記載された病気なのだが、このペラグラという命名は、最もよくある症状の「ガサガサの肌」というイタリア語に由来している。この皮膚病変こそ、アローラとパウチが患者の診察に際して最初に強く印象を受けたものだった。

何世紀もの間、ペラグラは感染症によって引き起こされるものだと思われてきたが、今ではナイアシン欠乏から起こることが分かっている。ナイアシンを摂取しなくても人体はナイアシンを作ることができるのだが、それにはビタミンB6が必要なのである。私たちは医学校で、ペラグラの特徴は、下痢、発疹、認知症、死の四つだと習うが、この患者にはそのうちの二つがあったのである。

発疹と下痢がビタミンB6欠乏症で説明できるとして、ではビタミンB6欠乏症は何で説明できるだろうか？　アローラはまたもや分からなくなった。さらなる文献検索で答えが得られた。患者は降圧薬のヒドララジンを服用していたが、これには体からビタミンB6を除去するという副作用があるのだ。ヒドララジンは古い降圧薬であり、新しく飲みやすい降圧薬が開発されてからは使用されなくなっていた。ところが二〇〇四年の研究で、ヒドララジンがアフリカ系アメリカ人に特段の効果があるかもしれないと指摘された。こうした新しい情報によって、この古い薬が、現在の世代の医者たちや、この患者のようなアフリカ系アメリカ人に持ち込まれたのである。ヒドララジンがビタミン欠乏症も起こし得ることは、薬が出現してよく利用されていた頃は共通の認識だったが、使われなくなると忘れられてしまい、今や再び使われるようになっても忘れられたままなのである。

さて、話はつじつまが合いかけてきた。ヒドララジンがビタミンB6欠乏症を起こし、今度はそのために、ナイアシン欠乏症とペラグラが生じたのである。そして、患者の下痢が低血圧を起こした。病院入院中にヒドララジンが投与されなかったのは、低血圧だったからである。ヒドララジンを飲まないので、患者はビタミンB6を吸収し、ナイアシンを作ることもできるようになった。退院の頃には、下痢も著しく改善した。アローラは、患者のかかりつけのケヴィン・トーマス医師に連絡したので、トーマスは早速ビタミンB6補給剤を開始した。下痢は一週間で完全に治り、あの目立った発疹も、その後の二週間で消失してしまった。

アローラとパウチは、他の医者たちにこの症例を提示したが、ヒドララジンのこの副作用を知っている者はほとんどいなかった。「近頃、この副作用を皆が知らないのは、なぜでしょうか？」と、アローラが驚いて私に尋ねた。「この薬が再び使われ出しているのであれば、私たち医者は当然この問題を知るべきです」。

体中が赤くて痛い

五五歳の女性は、救急室のトイレの鏡で自分を見返している顔が、自分のものだとはとても思えなかった。彼女の両目は腫れあがっていたので、鏡に映った自分の顔を細くなった眼裂を通して眺めた。肌はむくんで赤くなっていた。そして胸には緋色の斑点が幾つもできていた。

彼女は夫や、彼女の従妹とその夫と一緒に、バーモント州の山々をキャンプしていた。一行は前夜、グリーン山脈のキャンプ場にキャンピングカーで着いたのだった。雨は降っていたが、キャンピングカーの中で楽しく夕食をとり、就眠した。翌日、女性が目覚めた時すぐに、熱があるのが分かった。両目はチカチカし、肌は痒く、歯を磨いた時に流しに吐いた歯磨き粉が血で赤かった。排尿するのも痛かった。

従妹の夫は医者だったので、彼女の腫れた両目を調べたところ、赤くて炎症があるのが分かった。ついで口の中を調べたが、舌の上と両頬の内側に水疱ができており、褐色というか、ほとんど黒い液体で充満していた。血だと彼には分かった。

「病院へ行かねばなりませんね」と彼は告げた。これが何かは、彼には分からなかった。彼は放射線医であり、こういう類のものは経験したことがなかった。しかし、経験のある医者に診てもらうべきなのは確かだった。

病院への車中は、この女性の人生の中でも最悪の二時間だった。夕暮れの日射しは、彼女の目を傷つけた。肌は痛く、痒かった。頭も痛かったし、何よりも車の振動が体調に悪く作用した。やっとブラトルボロ記念病院に着いた時には、ほっとして涙が出そうだった。

医者や看護師や臨床工学士たちが、勢いよく出たり入ったりして彼女に質問を浴びせ、静脈内輸液を接続し、採血をした。夕方には、彼女は座ることができるようになった。抗ヒスタミン薬が痒みを抑えてくれた。親切で真面目な態度の中年女性がやって来て、テレサ・フィッツハリス医師だと自己紹介した。彼女に促されて、患者は自分の物語、つまり就眠時には気分が良かったのに、目覚めた時は非常に具合が悪かったことを語り始めた。

彼女が医者に語ったところでは、夫とともにバーモント州西部で野営してから約二週間近く、昨日以外は、実際にはあまり調子が良くなかったのだ。その旅行で、彼女は多数の箇所をブヨにかまれ、それぞれが巨大なみみず腫れになってしまった。そんなことは今までにはなかった。

翌週、彼女はロング・アイランドにいる姪に会いに出かけた。その旅行から帰宅した時に、ひどい頭痛に襲われた。イブプロフェンを一錠飲んで就眠した。翌日頭痛はなくなったが、三八・三度の発熱があった。発熱に対してイブプロフェンを飲み続けたが、発熱以外にはどこも具合悪くないのは変だなと思っていた。発熱が二、三日続いたので、今回の家族旅行に出かけられないのではと不安だった。しかし、出かける日には気分も良くなった。発熱も頭痛もなかった。それが今は発熱も戻り、かつてない気分の悪さになってしまった。

患者の体温は三八・七度だった。心拍は速かった。両目は腫れ、ひどく充血していた。まつげは、黄色い目やにで硬くなっていた。喉は赤く、舌と両頬内側には、血液が充満した水疱が多数できていた。首、胸、腹、背中は真っ赤で、でこぼこのある発疹で覆われていた。それらは非常に痒く、少し痛かった。

フィッツハリスは検査結果を点検した。すべて正常だった。胸のレントゲン写真に異常影はなかった。血液、尿、目やにの培養は結果待ちだった。彼女はその日の自宅待機番になっている感染症専門医、デイヴィッド・オルブライト医師に電話をかけ、彼とともに症例を深く考えた。

この症例が何らかの熱性疾患であるのは確かだが、どんな種類だろうか？　ウイルス性かもしれない。コクサッキーウイルスは、皮膚と粘膜をやっつけることが多い。アデノウイルスは、発熱、目と喉の感染症をきたすことがある。あるいは、ウイルス感染症で始まったが、その後に細菌感染症が加わったのかも？　彼女が最近、戸外によく出かけていたことを考えると、ライム病とかロッキー山発疹熱のような、何らかの昆虫媒介性疾患かもしれない。ダニを見たことはないと彼女は言うが、この種の病気になった患者は見ていないことが多いものである。

オルブライトは、そもそも感染症ではないのではないかとも考えた。目やにと痒みを伴う発疹なら、アレルギー反応ということもあり得る。患者にはアレルギー歴がないけれども、アレルギーはどんな年齢で初発してもおかしくはない。何はともあれ、フィッツハリスは最も可能性の高いのは感染症だと考え、抗菌薬を開始した。

翌日になってオルブライトが患者を診た時には、発疹は真っ赤だった。背中のみみず腫れは融合して、一つの巨大な、でこぼこのある赤いおできになっていた。熱は下がっていたが、痛く、痒く、不快なのは変わっていなかった。これが何なのかは彼には分からなかったが、今までに見たことがないのは確かだった。彼は即座に、皮膚科医のジョージ・クレスポ医師に電話した。そして患者の病歴、身体診察所見、フィッツハリスと一緒に考えた診断名の数々を詳しく話した。

口腔内の血性水疱からはロッキー山発疹熱は考えにくいと、クレスポはオルブライトに言った。それから赤い発疹が密にできているので、ライム病やアナプラズマ病のような一般的なマダニ媒介性疾患は考えにくい。見て確かめなければならないが、話を聞く限りでは感染症だとは思わないと、クレスポは言った。彼としてはスティーブンス・ジョンソン症候群という、重症アレルギー反応に賭けたいところだった。致命的になり得るこの病気では、何物か――感染症のこともあるが、薬物のことのほうが多い――が体の引き金を引いて、皮膚や粘膜の最深層を攻撃し、表層の水疱化や剥離を起こし、重症やけどの観を呈することになるのだ。すぐに診察に行くとのことだった。

イブプロフェンやその他の非ステロイド系抗炎症薬は、最も多く使われている薬物の一つであり、したがって副作用をきたすこともよくある。薬物の副作用に関連する病院入院は七%にまで達し、そのうち非ステロイド系抗炎症薬による場合が一〇%を超えるが、消化管や腎臓を侵すことが多い。スティーブンス・ジョンソン症候群の場合はどうかというと、非ステロイド系抗炎症薬は第三位になっている（バクタおよびサルファ系抗菌薬が第一位、抗痙攣薬や痛風薬がそれに次いでいる）。

患者の肌、目、口を一目見ただけで、クレスポはスティーブンス・ジョンソン症候群に間違いないと確信した。彼は患者と話した後で、彼女が飲んだイブプロフェンに対する生体の反応だろうと判断した。彼女はイブプロフェンを、まずは頭痛に対して飲んだ。発熱があった時、彼女はそれが、この稀で破壊的なアレルギー反応の一症状だとは認識しなかったので、解熱のために何日間かイブプロフェンを飲み続けたのだった。話としては理屈が通っている。

スティーブンス・ジョンソン症候群の最良治療法についてはいろいろな議論があるが、クレスポは、患者の皮膚に対する免疫系の誤った攻撃を弱めるために、副腎皮質ステロイド薬の使用を勧めた。スティーブンス・ジョンソン症候群は失明を起こすこともあるので、眼科医にも対診が出された。患者はブラトルボロ病院に二、三週間入院したが、何ヵ月もの間、完全に回復するには至らなかった。一〇年経った今でも、彼女は自らの試練を忘れることができない。両目の炎症が非常にひどかったので、涙の産生組織が瘢痕化してしまったのだ。入院以来、彼女は数分おきに目に生食溶液を注《さ》さねばならなくなったが、もはや涙を作ることができないからである。点眼薬の使用は今では習性となっているが、彼女の苛酷な経験を日常的に思い出させるものでもある。

私はクレスポに電話をかけて、どうしてこの診断があのように素早くできたのかを聞いてみた。

病歴だったのか？　診察だったのか？

「皮膚科は視診がすべてです」と彼は言った。「すべてが観察ですよ」。しかしこの症例の場合は、診断は電話を通して行われた。「それでもやはり観察ですよ」と彼は言った。彼はただ、誰かの目を通して診断をしていたのである。

黒い親指

七二歳の女性は、親指に巻いた包帯を慎重に緩めた。彼女が傷ついた指をゆっくりと見せると、娘は息をのんだ。肉付きの良い部分の上部三分の一が、食いちぎられたかのようだった。残っている肉の部分は、黒く硬くなっていた。傷からは腐臭が発散していた。「きのうは居間にネズミの死骸があるのかと思ったの。そうしたら私の親指だと分かったのよ」と、彼女は娘に話した。その手では、今や何をすることもかなわなかった。庭仕事でさえも。とても心乱れることだった。

娘はいぶかった。これは壊疽？　母親は親指を失ってしまうのか？　彼女はスマートフォンを取り出して、その指を画像に撮った。母親のかかりつけ内科医と娘は、ミズーリ州ジョプリン近郊の医療センターで一緒に働いていたので、いかにひどくなっているのかを見せようと思ったのである。

その医者は、以前に発疹を診ていた。数ヵ月前に両手が最初に腫れた際に、母親は診療所に行ったのだった。次いで数週間前に診てもらった時には、両手の皮膚には赤くて痛いおできができていた。しかし、これはさらに新たなものだと、指の画像を見た医者は娘に語った。これが何なのかは、彼にも分からなかった。しばしの沈黙の後に、彼は次のように勧めた。約千キロは離れているが、母親をミネソタ州ロチェスター市のメイヨー・クリニックへ連れて行くようにと。「予約を取らないように」と娘に言うのだった。救急室に連れて行きなさい。そこで答えがきっと見つかる。彼には確信があった。

翌朝早く、母親と二人の友人、そして娘は、メイヨー・クリニックがある北へ向けて、四州にまたがる一〇時間の旅に出発した。到着の頃には、母親はドアまで歩くことさえままならなかった。待合室で、彼女は突然震えだした。とても寒いと彼女は言った。歯がガチガチ鳴った。熱があった。娘には、母親はしどろもどろで混乱して見えた。あわやという瀬戸際で連れて来たのが明らかだった。

患者が入院して病室に落ち着いたのは、真夜中過ぎだった。彼女の担当になったインターンのダニエル・パーテイン医師が自己紹介した。患者は乾癬を多年患っていた。うろこのようにはげ落ちやすく、時には非常に痒かったが、副腎皮質ステロイドクリームで治療できていた。その後に、ひどい関節痛に襲われるようになった。両手・両手首・両肘が主だったが、時には他の関節も赤く腫れて痛くなった。数年前にリウマチ専門医に診てもらうようになり、乾癬性関節炎という代物だと言われた。この関節炎は、体の免疫系が誤って自己を襲ってしまうことで起こる、攻撃的な型の関節炎である。治療しないと、骨が破壊されることもある。リウマチ医は強力な免疫抑制薬を開始し、症状は良くなった。

四年間この治療は続き、この間調子は良かった。しかし三ヵ月前に、主として両手・両腕の腫れが生じたのだった。それから、これらの醜悪な赤い斑点が出現した。関節は痛くなかったが、発疹のほうは痛かった。リウマチ医は乾癬性関節炎の再燃だと考え、免疫抑制薬を増量した。それが効かなかったので、今度は一層強力な薬剤に変更した。しかし、彼女の両手、特に親指はますます悪くなった。

女性は機嫌良く話したが、彼女に痛みがあるのはパーテインには明らかだった。彼女の右手は、その膝にほぼ動くことなく置かれていたが、腫れていて、赤いおできに覆われていた。右の親指はひどく見苦しく皮膚がむけていて、その上部が分厚く黒いかさぶたで覆われていた。落屑した赤い肌が両腕に見られたが、そういうものは他の部位には認められなかった。

何が起こっているのかは、若い医者には分からなかった。乾癬性関節炎の乾癬成分が、この発疹と黒い親指をきたしているのなら、患者の飲んでいる薬剤がどうして効かないのだろうか？多分、感染症も患っているだろう。というのは彼女は、微生物の侵襲に対する生体の最も重要な防御である、自分の免疫系を抑制する薬剤を飲んでいるのだから、あらゆる種類の微生物に攻撃されやすいはずだ。パーテインは念のために抗菌薬を投与した。そして、リウマチ専門医と皮膚科医がその日のうちにやって来るように手配した。痛み止めも処方してから、彼は次の患者を診に行った。

翌朝、チームの上級研修医であるルース・ベイツ医師は、自分に付くインターンであるパーテインが、この新しい患者について話すのを興味深く聞いた。彼女は、彼の思慮深い取り組み方を褒めた。チームの一行が入室すると、患者は巻いてある包帯を取って、チームが呼び集められることになった病変を診てもらうようにした。チームは患者を診察し、昼食後に戻って来ることを約束して退室した。

廊下に出るやいなや、ベイツはインターンのパーテインに向かって言った。「これが何であるか私には分かります。以前に診たことがあるから」。二年前に彼女自身がインターンだった時に、これと同様な痛みを訴えて一人の男性がやって来た。この女性のように、彼も免疫抑制薬を飲んでいた。あらゆる検査をしてみたところ、ミネソタ州では珍しいものにかかっていたのが分かった。彼はヒストプラスマ・カプスラーツムという真菌に感染し、ヒストプラスマ症を患っていたのである。この女性もそうに違いないとベイツは考えたのである。

地球上には約一五〇万種類の真菌があるが、人間に病気をもたらすのは三百種類だけである。真菌の多くは土壌にあって、吸入されると感染を起こす。異なる地域には異なる真菌がいる。ヒストプラスマ症は、米国全体にわたってよく見られる風土性真菌感染症の一つだが、主たる侵淫《しんいん》地は米国南部・中部であり、特にミシシッピ川とオハイオ川の渓谷である。患者の家は、ヒストプラスマの見つかる地域にある。この微生物は感染したコウモリや鳥類に運ばれ、糞のまき散らされた土壌に沈着する。ベイツは患者の部屋に戻り、土壌や鳥類への暴露がないかどうかを尋ねた。その通りだった。彼女は熱心な園芸家だったし、多くの鳥を飼っていたのである。

真菌を調べるために血液や尿が検査に出された。皮膚科医は、手の赤い斑点の生検をした。翌日にはヒストプラスマ症と確定診断され、経静脈性の抗真菌治療が開始された。

ヒストプラスマ症に罹患した大半の患者は、それと知ることがない。この感染症は無症状か軽症なので、病院を受診することは少ない。有症状者の大半も、気管支炎や肺炎というように肺に限られているので、一般的には治療を要さない。

この患者の場合は異なる。ＣＴスキャンでは、胸部と腹部を含め、全身への感染症の広がりが確認された。関節炎用に彼女が服用していた免疫抑制薬は、真菌にとってはこの上ない良環境を作った。これらの薬が増量されたり、より強力になった時は、彼女の免疫系は一層弱くなり、真菌感染症は増悪するばかりだったのだ。

患者の回復は、緩徐で困難だった。毎日鮮やかな黄色の経静脈性抗真菌薬が投与されたが、彼女はこれを「地獄の炭酸飲料」と呼んでいた。どの点滴も心拍を速め、血圧を急上昇させた。彼女は絶えず下痢をした。治療にもかかわらず真菌は腸管を侵食し、彼女は緊急手術を受けて、小腸を五〇センチばかり切除しなければならなかった。通算すると病院で四週間、ジョプリンのリハビリ施設で数週間を過ごした。その後も一年間にわたって毎日、抗真菌薬を飲まねばならなかった。

メイヨー・クリニックへのあの長旅から三年近くが経ち、彼女はいろいろな調整を図ってきた。二度と免疫抑制薬を飲むことはできないだろう。関節炎はますます煩わしいけれど、強力型のアセトアミノフェンで助かっていると彼女は言う。免疫抑制薬を止めたからといって、彼女が危ない橋を渡ることはない。鳥の餌箱は始末した。毎春と夏には、六人の孫たちが彼女のために植栽もやってくれている。

ライン・ダンス

「うわぁ！　その腕どうされたの？」と、一人の若いダンサーが驚きの声をあげた。四一歳のダンサーで振付師の女性は、指さされた腕のその部分を見た。手首から肘まで、真っ赤な線条が彼女の前腕をくねくねと走っていた。彼女は全く気づいていなかった。痛くも痒くもなかったので、構う必要もなかったのだ。一行はこの数日間、マサチューセッツ州のマーサズ・ヴィンヤード島の、古い倉庫を演技空間に改造したところで下稽古をしていた。多分、何かでそこを擦ったのだろう。ともかく心配している余裕はないと、彼女は友人に言った。一行がこの作品を演じる日まで、わずか四日間しかなかった。

ダンサーたち一行は、芸術家の静養地で一ヵ月ばかり居住するためにこの海辺の田舎へやって来ていた。彼女たちの日中は、倉庫での創造的な仕事と、砂浜での小休止に分かれていた。その変な赤い線条は少しチクチクするだけでそれほど痛くはなかったし、振付師の体調は良かったので、皆がいろいろと聞く以外は、彼女はそのことをすっかり忘れてしまっていた。

誰もが一家言を持っているようだった。ツタウルシに違いないという者たちがいた。多分ね、と彼女は答えたが、痒くはないのだった。クラゲに刺されたみたいだと考える者たちもいた。感染症かもしれないと思う者もいた。そうかもね、と彼女は答えたが、それならもっと痛いはずだ。公演の日に施設の職員が、翌朝に応急手当てをする診療所に連れて行ってあげようと言った。絶対に診てもらうべきだと、その女性職員は言うのだった。振付師の気持ちは揺れた。一方では、彼女の線条は確かに奇妙で得体が知れなかった。しかしもう一方では、彼女はそれほど悩んでいるわけではないし、それに翌日は彼女のこの島での最後の休みなので、海辺と波を楽しむ最後の機会というわけだった。

それでもやはり、彼女も気にはなった。この地域の医者の中には、これが何なのかを教えてくれる者がいるに違いない。というわけで翌朝遅くになって、島の応急手当てをする診療所まで車で連れていってもらうことになった。到着した時、医者たちは忙しかったのだが、代わりにそこの看護師が、自分が発疹を診て、心配すべきものかどうかだけは教えられると言ってくれた。彼女はその看護師の後について診察室まで行き、袖をまくり上げて赤い線条を見せたのだが、問題の箇所は今では隆起し、全体的にも赤く腫れていた。看護師が鋭く息を吸い込む音が聞こえた。これは救急室へ行くべきだわ、と看護師は言った。これが何なのかは看護師にもはっきりとしなかったが、心配すべきなのは確かだった。

救急室では先ず看護師、次いで医師助手が診てくれた。そのどちらもが困惑した。看護師は彼女に、自分はかれこれ一〇年以上マーサズ・ヴィンヤード島に住んでいるが、今までにこんなのは見たことがないと言った。医師助手にも何なのかは分からなかった。副腎皮質ステロイドクリームの処方箋をもらって退室したが、かえって増悪するようならもう一度受診するようにとのことだった。

演技場だった倉庫に戻ると、別の職員がやって来た。彼は彼女の腕の映像を、自分の母親に送っていたのである。彼の母親は、ワシントン州に住む感染症専門医だった。女医はその映像を、職場の診療所の同僚たちと共有した。誰も定かには分からなかったが、全体の合意としては、ライム病に見られる発疹である、遊走性紅斑の非典型像ではないかということだった。当該のダンサーはなにせ、ライム病がほとんど風土病になっているマーサズ・ヴィンヤード島にいたのだからというわけだ。女医はドキシサイクリンの二週間の服用を勧めた。

この話はダンサーにも納得がいった。たしかに彼女は、島ではライム病の危険性が非常に高いから、ダニには気をつけるようにとの警告を再三受けていた。しかし、その日は日曜日だったので薬局は閉まっていたし、一行は翌日にはニューヨーク市に戻ることになっていた。月曜になると、ダンサーは患者ポータル（インターネットを利用して、患者が個々の医療機関の情報にアクセスしやすくした機能―訳者注）により、自分のかかりつけ医に一筆書き、推薦薬物のドキシサイクリンの処方を依頼した。同時に自分の発疹の映像も送った。診療所の誰かが薬局に処方の電話をしてくれたので、彼女はドキシサイクリンを開始した。

しかし翌朝には、かかりつけ医から電話がかかってきた。赤い線条が気になると言うのだった。ライム病かもしれないが、彼女が見たことのあるどのライム病の発疹とも似ていないと言う。ダンサーが本物の診断を得るには、皮膚科医か感染症専門医に診てもらう必要があった。

そろそろダンサー自身も、少し不安になりだした。そこで、かかりつけ医が薦めてくれた感染症専門医、デイヴィッド・ベコール医師の診療所に電話をした。彼女はその週に診てもらうことになった。

ベコールは背が高く、こぎれいな男性で、ダンサーと同年代だった。彼女はかいつまんで自分のことを話した。その話を聞きながら彼がまず考えたのは、バラ園芸家病としても知られる、真菌感染症のスポロトリクム症ではないかということだった。というのは、この真菌は植物に住み、バラのとげで生じるような皮膚の傷を通して伝染するからである。刺入箇所は手に多く、そこからリンパ路を介して広がり、でこぼこした赤い線条が腕に沿ってできるのである。

ところが彼女が腕を見せると、彼はその考えを即座に退けた。幅一～二センチの鮮やかな赤い線条は、ちょうど手首の小指側から始まり、前腕を進み、肘まで広がっていた。皮膚の当該部位は軽度に隆起し、少し落屑が見られた。ベコールは即座に診断した。「海辺でコロナビールを飲んでいなかったですか?」と彼は尋ねた。ダンサーはそんな質問をされて、はぐらかされた感じがした。一体何ということを聞かれるの! 海辺でビールなどは飲んでいません。

医者はもう一度質問した。何かの飲料にライムを搾って入れたことはなかったでしょうか? そう言われれば、と彼女は答えた。海辺へ持っていった水に、ライムジュースを入れたのだった。毎日、実に長時間踊っていたので、彼女はかなり大量の水を飲んでいた。その際に風味を付けるために、水にライムを搾って入れることが多かったのである。

それだったのだ。ライム病ではありませんと医者は言った。言ってみれば、ライムジュースによる「ライム病」のようなものだった。医学の専門用語では、植物光線皮膚炎である。ライムジュースはフロクマリンという化学物質を含有しており、日光に晒されると皮膚反応を起こす。ライムジ ュースはフロクマリン という化学物質を含有しており、日光に晒されると皮膚反応を起こす。飲料水にライムが加わった後のどこかの時点で、ライムジュースの一部が彼女の腕に滴り落ちたのである。彼女は手を洗ったけれども、腕は洗わなかった。だから腕に残った乾いたジュースに日光が作用して、皮膚反応が起きたのだ。発疹はすぐには生じない。出現までに二四時間近くかかるので、原因と結果、つまりジュースと発疹との関連を推察するのが一層困難になるのである。これはアレルギー反応ではないと、彼は付け加えた。つまり、ライムジュースと日光という必要な要因さえあれば、誰にでも起こり得る現象なのだと。

ベコールはこの発疹を年に二、三回は診ると言う。夏場に多いが、冬場のクルーズ船でのこともある。彼はいつも、患者が海辺でコロナビールを飲んでいたかどうかを尋ねる。海水浴客がライムジュースと接触するのは、何といってもそれが最も多い状況だからである。ベコールが私に語ってくれたのだが、たいていの患者は驚き、「どうして分かったのですか?」と聞いてくるそうである。彼はそこで含み笑いをした。問題を起こす化学物質は、他の食物――グレープフルーツ、レモン、セロリ、人参、パセリ――にも含まれているが、ライムジュースが原因のことが多い。実際、この反応はマルガリータ皮膚炎とも呼ばれることがある。そして発疹は、この患者の場合よりもずっとひどいことがある。水疱ができたり腫れることもあるし、痛みがひどいこともある。このダンサーはまだ幸運なほうだった。ベコールは彼女に、現在すべきことは何もないと説明した。ただし発疹が消失するのには、しばらく、場合によっては数ヵ月かかることがあるとも。

マーサズ・ヴィンヤード島での舞踊のための居住と、海辺のライム発疹事件の後、二、三ヵ月経っても赤い線条はダンサーの腕に残った。しわは伸びたし、色はあせたものの、なお見えるのだった。今ならば、腕の線条について聞かれることがあっても、ダンサーには語る物語が十分にある。

第八章　かくも力なく

身のすくむ沈黙

その女性は、生後三ヵ月のわが娘が、病院の乳児用ベッドでぐにゃっとなっているのを座って見ていた。この数日間は実にひどかった。すると突然に、赤ちゃんのぽっちゃりした頬から色彩が消え失せ、喉の奥から聞こえていた静かなゴロゴロ音が止んだ。警報音が鳴り、看護師が慌てて入室してきた。

その看護師は酸素モニターを見、それからすぐに赤ちゃんの胸に小さな聴診器を当てた。赤ちゃんはほとんど息をしていなかった。看護師はベッド脇の透明なプラスチックの吸引チューブをつかみ、それを赤ちゃんの唇の間から喉の奥へそっと差し込んだ。透明な液体が泡を立てて吸引できて、ストローで飲料水を吸った時に最後に聞こえるようなズルズルという音がした。赤ちゃんの気道に痰が詰まっていたのだ。

とうとう赤ちゃんは弱々しく泣き出したが、子猫のニャーという物悲しい鳴き声のようだった。赤ちゃんの顔色がいつの間にか戻っていたが、酸素モニターの数字もそれまでの下降線が上昇してきた。

母親は、その看護師とチームを組む小児科医のほうに期待を込めて向き直った。その医者の顔に懸念の表情がさっと走るのが分かった。わが娘に何が起こっているのかは、医者にも看護師にも分からないようだった。

数日前に、それまで顔色も良く丸ぽちゃの三ヵ月児が、ピタッと食べなくなった。第二子であり、赤ちゃんの食欲には増減があることを母親はよく分かっていたので、さほど心配はしなかった。翌朝になって赤ちゃんが朝食からも目を背け、また哺乳瓶も吸わなくなったので、母親はかかりつけの小児科医に電話した。

かかりつけ医は、赤ちゃんの喉に異物が詰まったのではないかと疑い、専門医に診てもらうようにした。異物は見つからなかったので、かかりつけ医は次に、地域の病院で静脈内輸液とさらなる検査をしてもらうように手配した。

その病院で両親は、自分たちの女児が何らかのウイルス感染症にかかったのだろうと言われた。発熱はなく、少し脱力があるように見える以外には生命徴候も身体所見も正常だった。血液や尿も検査に出されたが、それらは正常だったし、胸部レントゲン写真や腹部・骨盤の超音波検査も正常だった。脊椎穿刺検査でも異常はなかった。検査はすべて正常だったが、診療チームは念のために抗菌薬を開始した。しかし三日経っても、赤ちゃんは食べようとはしなかった。頭を起こす力さえなかった。事ここに至ったので、両親は近隣の小児専門病院への転院を求めた。

その日の夕方、赤ちゃんはニューヨーク市マンハッタンのモルガン・スタンレー小児病院へ転送された。小児科研修最終年次のペルトン・フィニジー医師が、待機当番の研修医だった。救急車の乗務員が、新生児用かご型ベッドを病棟に移送してくるのが見えたので、フィニジーも後に従った。地域の病院から送られてきた薄い書類を詳しく調べてから、彼は両親と女児に面会に行った。

赤ちゃんを見るやいなやフィニジーは、何か大変なことが起こっていると思った。三年次研修医の彼は、「あらゆる警報が発せられた感じでした」と私に語ってくれた。赤ちゃんはヒトデのような格好でベッドで大の字になり、全く体動しなかった。瞼は垂れ下がって、眠る寸前がいつまでも続いている感じだった。しかしフィニジーが一番気になったのは、喉から聞こえる静かなゴロゴロ音だった。

両親はこの若い研修医に、わが娘の奇妙な摂食拒否について話した。数日前までは健康そのものだった。怪我をしたこともないし、病気の人に接触したこともない。お姉ちゃんと一緒に、日中はたいがい公園に行っていたが、お姉ちゃんのほうは元気だし、何の症状もない。

病気になってからの赤ちゃんに発熱はなかったけれど、両親は鼻詰まりがあるのではないかと思っていた。というのはこの二、三日、あの変なゴロゴロ音を出すようになっていたからである。それに、いつもよりはずっと不機嫌だった。

両親と話した後、フィニジーはすぐに赤ちゃんを診察した。丸々としていて、瞼は半分閉じていたが、目の動きは驚くほど敏感だった。しかし、赤ちゃんを持ち上げるとその頭が後ろにドスンと落ちたのは、あたかも頭が重すぎて首で支持できないという感じだった。腕と脚は垂れ下がっており、動かそうという努力は見られない。注意しながら、彼は赤ちゃんをベッドに戻した。赤ちゃんの一方の腕を取って、胸の前で反対側へ引っ張ってみた。ふつうなら肩の筋肉が働いて、その手が反対側の肩の先まで届くことはない。しかしこの赤ちゃんの場合は、腕はずっしりとして動かない感じであり、その手は反対側の肩の先まで届くのだった。腕が胸の前に横になっている様は、スカーフをあまりにきつく巻きつけた感じだった。赤ちゃんの喉の奥を舌圧子で触った時に、吐き気を催す反射は生じたが、腕と脚の反射は全く消失していた。

フィニジーは、最初の病院の記録を読み返してみた。そこの医者たちは、最も考えられやすい病気の幾つかをすでに除外していた。血液と尿と脊髄液の検査結果からは、感染症が原因だとは考えにくかった。腸の超音波検査からは、閉塞も偏位も否定された。では一体何が進行しているのか？

筋肉や神経が主体である何らかの先天的な病気、その最初の徴候という可能性があるだろうか？　家族歴には、そのような形跡は全く認められなかった。こういった病気の中には、それが発現するためには両親ともに欠損遺伝子を持っていて、それが子孫に伝わることが必要なことがある。ギラン・バレー症候群だろうか？　この麻痺性疾患は、この乳児が示すような広範な脱力をきたすことがある。脊椎穿刺をしても見逃される脳の感染症は考えられるか？　初期脳炎ならその可能性はある。ボツリヌス症はどうか？　非常に稀である――米国で年間に一五〇例に満たない――が、このように深刻で致命的になり得る脱力をきたすことがある。

フィニジーに一つだけ言えることは、この赤ちゃんはあまりに重症すぎて、通常の小児科病棟では世話ができないということである。喉のゴロゴロ音がとても気になった。それは、この児があまりに弱っていて唾が呑み込めないということである。ほんの数日前に地域病院で危うくそうなりかけたように、この児は自分の唾液で溺れ死んでしまうかもしれない。集中治療室で監視をし、必要なら人工呼吸器を装着しなければならない。そこでフィニジーは集中治療室へ行き、その日の当番である小児集中治療専門医のスタンレー・ハム医師を見つけ出した。

フィニジーは症例の輪郭を描き、その身体所見を述べた。ハムの関心を特段にひいたことは、基本的には健康な乳児に生じた麻痺の急激さ――こんなのをきたす病気はほとんどない――だった。ギラン・バレー症候群ならあり得るが、それなら脊髄液に現れるはずである。その乳児を診る前ではあるし、また同じ病気は一回しか経験していなかったけれども、ハムにはこれが乳児ボツリヌス症の典型像だということが分かった。

ボツリヌス症は、ボツリヌス菌という細菌が作る神経毒によって生じる稀で致死的な病気である。この毒素に晒された筋肉は麻痺し、収縮力を失う。その麻痺が横隔膜に起こった患者たちは、医学的な援助がなければ窒息しかねない。

この病気が最初に記されたのは一九世紀であり、この細菌とその強力な毒素に汚染されたソーセージを食べた数百人ものドイツ人に麻痺が起こったのである。ボツリヌス菌やボツリヌス症という専門用語は、ソーセージを意味するボツルスというラテン語からきている。

このようにボツリヌス症は当初、食物介在性疾患として記載されたわけだが、今日ではほとんどの症例は、ボツリヌス菌に汚染された土壌への暴露から生じる。世界中で症例の主体をなしているのは乳児である。ボツリヌス菌がまだ不完全にしか定着していない乳児の結腸が、この細菌が足掛かりをつかんで毒素を作り始める格好の場となるのである。この女児も、公園の土壌にいた細菌に暴露したのかもしれない。ハリケーン・サンディ（二〇一二年の大型ハリケーン――訳者注）によって生じた大規模な洪水が、この細菌を新たに堆積させたのかもしれない。

ボツリヌス症の確定的検査は何日もかかるのだが、治療は早く開始したほうが効果がある。というわけで、ハムがフィニジーに語ったのは、この児にはボツリヌス症抗毒素が必要だということだった。具体的には、ボツリヌス症用の免疫グロブリン大量静注療法といって、病気の進行を停止させるために乳児に抗体を注入する方法である。フィニジーは引き返して、両親にこのことを告げた。ハムとそのチームはカリフォルニアの製薬会社に連絡を取ったので、この薬品は翌日には届いた。

集中治療室に転室してそう長く経たないうちに、乳児の呼吸状態に障害が出始めたので、ハムは人工呼吸器を装着した。数日後にボツリヌス症の診断が確定された。乳児は二週間半、集中治療室で治療を受け回復した。乳児はその後も一ヵ月間入院した。やっと退院した時には、以前ほどぽっちゃりとはしていなかったが、次第に元のように快活で、よく食べる児に戻った。

診断過誤に関する最近の研究でハーディープ・シン医師が述べているのだが、過誤の四分の三以上が医者と患者の最初の遭遇で起こっており、またそのほとんどは不十分な病歴収集ないし不適切な身体診察のせいである。フィニジーはこの症例で、乳児の両親や最初にかかった病院から送られてきた記事から、詳細な病歴を得ることができた。彼はまた、徹底した身体診察を行う時間を取った。彼自身は乳児の病気が何であるかはよく分からなかったが、彼の綿密な情報収集のおかげで、より経験を積んだハム医師が患児を診ることもなく診断を下せたのである。

現代の先端技術を駆使した診断方法は、医学分野でのあらゆる栄誉に浴している。しかし、私たちが正しい診断に至るのは、往々にして旧式の技能、つまり患者への傾聴と身体診察によってである。

完全な虚脱

「ちょっと手を貸してくれないか?」と、五二歳の父親が別室で眠っていた息子に声をかけた。真夜中に近い時刻だったが、父親はトイレに行くために起き上がろうとしていたのだった。立ち上がった時、脚に力が入らないことに驚くと同時に倒れてしまった。もはや起き上がるにも助けが必要だった。精神障害のある二一歳の息子が部屋に入って来た。父親は、自分をベッドに戻してもらうために息子がどうすればいいのかを穏やかに説明した。それから友人に電話をして、ここに来て息子と一緒にいてくれるように頼んだ。そういった手はずを整えてから救急車を呼んだ。

コネチカット州のウォーターベリー病院ではその夜、研修医のキャサリン・サミュエルズ医師が患者を集中治療室へ入室させていたが、歩けなくなった男性の連絡を受けた時には、すでに何人もの患者を入室させていた。その男性の血液中のカリウム濃度は致死的なほどに低かった。カリウムは必須の電解質であり、通常定まった範囲に保たれている。なぜこの患者のカリウムがそれほど低いかは救急医には分からなかったが、それが分かるまで集中治療室で観察する必要があるのは確かだった。

サミュエルズは急いで患者を診に行った。患者は元気そうだったが、歩けないことに驚いている風だった。患者が彼女に語るところでは、元気だったのに、二日前になって臀部と両膝に痛みが出始めた。痛みは持続的だが、朝と歩行時がひどかった。この二日間に二度救急室へ行った。初回は二時間で立ち去った。医者には診てもらえなかったが、息子をデイケア施設に迎えに行く必要があったからだ。翌日に再び救急室に行ったところ、救急医は関節炎だと診断し、鎮痛薬を処方した。処方薬を受け取る機会がなかったので、今では歩けなくなった。その他に医学的な問題はないし、定期薬の服用もない。お酒も飲まず、タバコも吸わない。二人の子どもは成人になっているが、障害者であり、うち一人はこの二週間入院していた。

患者はベッドから脚を持ち上げることはできたが、サミュエルズがごくわずかの圧を加えただけでも、それを維持することはできなかった。両手に軽度の震えがあったが、患者によれば何年も前からとのことだった。それ以外に診察で特記するものはなかった。一方検査のほうは、そうは問屋が卸さなかった。カリウムが低いだけでなく、白血球も血小板も少なかった。血糖値は高かったし、甲状腺ホルモンも多かった。甲状腺は、体にどの程度活動するかを伝達するのだが、この患者の場合には実際、非常に懸命に活動するように命令していた。しかし、この患者を殺すことになるのは非常に低いカリウムだけなので、サミュエルズの関心もそのことに払われていた。喪失したカリウムの補給が十分になされていることを確認した後に、彼女はその原因を解明しようと頑張った。

下痢と嘔吐は、低カリウム血症のよくある原因である。この患者には下痢も嘔吐もなかった。

カリウムは腎臓によって調節される。腎臓は正常に見えるが、もっと広範な検査が必要である。幾つかの薬剤は腎臓に作用して、尿に過量のカリウムを放出させるが、薬剤の患者服用歴はない。

朝七時半に、サミュエルズは病院の研修医報告会に出かけた。診断推論に関して豊富な教育が展開される、研修医のための日常的会合である。研修医と指導医が会議室に一堂に会して、病院に入院させた患者に診断を下す過程をとことん考えるのである。この朝サミュエルズは、歩けなくなったこの男性についての症例提示——患者の外観、診察所見、検査結果——を行った。

医者たちが甲論乙駁《こうろんおつばく》していた時、主任研修医の一人であるジェレミー・シュワルツ医師が、あることを思い出した。この患者の症状が、彼がかつて読んだことのある疾患にそっくりだったのである。それは、低カリウム血症性周期性四肢麻痺という遺伝性の病気である。この病気の患者は、重症脱力の一過的な発作を経験するが、それは低カリウムに起因する。しかし、大きな相違が一つあった。この遺伝性疾患が初発するのは、通常は青年期なのである。この病気の初発にしては、患者の年齢が高すぎる。先天性ではなく、後天性の場合が存在するのだろうか？　また、甲状腺ホルモン過剰や高血糖はこの病気に関連するのだろうか？

シュワルツは会議室で、コンピューターの隣に座っていた。彼は医学文献サイトで、「低カリウム血症性周期性四肢麻痺」と「甲状腺機能亢進症」とを入れてみた。エンターを打つやいなや何頁もの文献が現れたが、甲状腺機能亢進症性周期性四肢麻痺という疾患の文献が最も多かった。

低カリウム血症性周期性四肢麻痺の遺伝性のものの場合は、若い男性（女性はごく少ない）が、次のような細胞をもって生まれてくる。すなわち、炭水化物の多い食事の後、運動後、睡眠からの覚醒時、さらに強烈なストレスの最中《さなか》などに、カリウムを吸収できる細胞なのである。この遺伝性疾患のある患者では、血液のカリウム量を増やす薬剤を服用したり、炭水化物の少ない食事を摂取することにより、四肢麻痺の発作の危険性を減らすことができる。

この男性にはこうした遺伝性疾患はなかったが、甲状腺ホルモンの過剰が彼の体に作用して、あたかもこの遺伝性疾患があるかのように振舞わせたのである。甲状腺ホルモンの高値が、高血糖、高炭水化物食、ストレス過多と結びつくと、細胞が過剰のカリウムを吸収してしまうために、細胞外のカリウムが減りすぎてしまい、筋肉が作動しにくくなることがあるのだ。この患者にはすべてが揃っていた。血液検査で甲状腺ホルモンの高値は分かっていたし、救急室到着時の血糖値も非常に高かった。長男が入院していたのでストレス過多になっていたし、同時に、病院での自動販売機に依存した高炭水化物食で生活していたのである。

それでもなお疑問が残る。甲状腺機能亢進症はよくある病気であり、高血糖もよく起こるし、高炭水化物食やストレスも蔓延《まんえん》しているのに、こうした周期性四肢麻痺はごく稀なのである。最近の考え方は、このような患者は遺伝的な異常も持っていて、甲状腺機能亢進症が生じた時には周期性四肢麻痺が起こりやすくなるというものである。

患者は経口での少量カリウム補給を受け、カリウム値と力強さは元に戻った。抗甲状腺薬が開始されたところ、疼痛と脱力も和らいだ。

この患者について聞こえてきたのは、私が彼のかかりつけ医だったからである。私が最後に彼を診たのは、この出来事の二年前になるが、その時、彼は胸やけで私の予約を取ったのだった。胸やけの薬を処方したが、その時に心拍が速いのと手に震えがあることに気づいたので、彼には甲状腺機能亢進症があるのではないかと思った。検査伝票を渡し、甲状腺機能を調べるように言った。しかし、彼は検査に行かなかった。その時はまだ、依頼した検査が履行されていることを確かめる、患者追跡の体制は構築できていなかった。因みに、今はできている。

病院を退院してから彼を診た時に、なぜあの時に検査を受けに行かなかったのかを聞いてみた。少しきまりが悪そうに見えたが、彼の答えは率直だった。自分の訴えは胸やけだったし、私の処方薬で良くなったからというのである。甲状腺機能亢進症の心配は、彼にはさほど重要には思えなかった。甲状腺という体の一部分については聞いたこともなかったし、それが症状を伴わない病気を起こしているとしても、気にならなかったのである。

筋力を失ったとき、すべてが変ってしまった。突然に、彼は息子たちの世話ができなくなってしまったのである。「私が傍にいてやらないと、息子たちには誰もいないのです」と彼は語った。だから今は、抗甲状腺薬はきっちりと飲んでいる。血液検査も、病気を抑えるのに必要なだけ頻繁に受けている。

彼は言う。「自分のためではないのです。息子たちの世話をするために、自分の面倒もみなければならないのです」。

転倒の恐怖

「私を診てくれたどの医者にもできなかったことが、あなたにできるのですか?」と、その女性は問い質《ただ》した。彼女は失望で顔をしかめ、苛立ちでとげとげしい口調だった。入れ歯がうまく合っておらず、言葉が途切れた。「力が入らなくて歩けないし、疲れていて身の回りもかまえません」とつなぐ言葉は、小さくなって囁き声になった。ビラール・アーメド医師は、同情の念をもってうなずいた。彼は研修医から、彼女の不可解な衰弱のことをすでに聞いていた。その研修医は前の晩に、ニューヨーク州ロチェスター市のハイランド病院に彼女を入院させていた。

二、三年前に「酔っ払い歩き」が始まったと、彼女は細身の中年医師に語った。脚に力が入らず、足は痺れていた。足に残っている唯一の感覚はチクチクする感じであり、まるで足が眠ってしまって、決して目覚めないという風だった。数ヵ月前には転倒し始めた。特にひどい転倒の際に足首を捻挫したことがあったが、捻挫は改善しても、元の症状は良くならなかった。今では、彼女は車椅子を使っていた。

かかりつけ医たちは神経内科医を紹介したが、その神経内科医は病院でMRIを撮るように手配してくれた。その検査は終わったが、脚の脱力があまりにもひどいので、帰宅させるには忍びないと医者たちは判断し、彼女は入院することになった。それで彼女は、ここにいて答えを期待しているわけである。

アーメドは、彼女がまだ六四歳だと知って驚いた。顔には深いしわが刻まれており、疲労で目は腫れぼったく、とろんとしていた。髪は黒かったが、灰色がまじっていた。肩と腕の筋力は正常だったが、脚には脱力があった。彼女は寝ている姿勢で両脚を持ち上げることができたが、医者がその筋力を調べるために圧を加えると維持できなかった。足から膝に至るまで、冷温覚はもちろん、触覚すら失われていた。アーメドが手助けして彼女に起立してもらうと、脚を踏ん張ることはできるのだが、アーメドが支えの手を離すと、危険なほどよろめいた。アーメドは彼女に手を貸して、ベッドに再び横になってもらった。

彼女には糖尿病と高血圧症があった。危険なほどの白血球減少症もあって、血液専門医に診てもらっていたが、未だに原因不明のままだった。しかし、そのどれもが、なぜ立位ではそれほど不安定なのかを説明する助けとはならなかった。脚に脱力はあるものの、彼女の歩行困難の主たる原因は平衡障害だとアーメドは考えた。平衡感覚は神経系の機能である。糖尿病は脚と足の神経を損傷するが、これほどひどくなるのは稀である。

脊髄に何らかの損傷が起こり、知覚や平衡機能が失われることがある。脊柱を保護している狭い骨性の管が、骨の異常増殖によって一層狭くなってしまったのだろうか？　そういうふうに神経が圧迫される病態は、老化にともなって比較的頻繁に見られる。癌のなかにも、こういうことを起こすものがある。増殖傾向が非常に強い腫瘍のなかには、神経細胞を攻撃するタンパクを産生するものがある。それに、癌なら白血球減少症も説明できる。神経症状と白血球減少症とは関連しているのだろうか？　ビタミンB12欠乏症は、神経系と白血球産生のどちらにも影響する。そして、それは六〇歳以上の人々に起こるのがふつうである。患者は、症状が出現する前に蚊に刺されていたことがあるのを思い出した。それなら、西ナイルウイルスによる可能性はあるだろうか？　この病気なら脊髄が侵され、脱力が起こることがあるが、それが永久に続くこともある。

アーメドは、素早く検査計画を思いついた。西ナイルウイルスに暴露していたり、ビタミンB12欠乏症があるかどうかは、血液検査をすれば分かる。血液と骨を攻撃することがある血液の癌を調べるためにも、まず血液検査が必要である。MRI撮影によって、脊髄損傷や癌があるかどうかが分かる。

記録を書き終えてからアーメドは放射線科に行き、患者の上半身と脊椎のMRI画像を点検した。正常だった。胸部、腹部および骨盤に癌の徴候はなく、脊椎損傷の徴候も全くなかった。

翌朝になると、血液検査の結果がどんどん返ってきた。ビタミンB12値は正常だった。西ナイルウイルスへの暴露はなかった。血液の癌を示す証拠も認められなかった。アーメドは、患者がMRI検査に行く前に、神経専門医が幾つかの血液検査を依頼していたのを見た。それは自分が思いもしなかったような検査だと、彼は言った。その検査結果の二つが、際立って異常だった。患者の体には銅がほとんどなかった。それに反して亜鉛の値は非常に高く、正常値の二倍以上だった。アーメドは驚いた。これらの無機物の異常によって、患者の症状が生じるのだろうか？検索のために、彼は急いでコンピューターに向かった。

一部の不可欠な細胞機能を推進するのに、ごく少量の銅が必要である。銅がなければ脊髄の神経細胞は、外界からの情報を脳に伝えるという仕事ができなくなり、最終的には死滅してしまう。銅欠乏症は、同時に白血球減少症をもきたすことがある。しかし、銅欠乏症は稀である。その主たる理由は、必要量がごく微量だからであり、私たちの食物にたっぷり含まれているからである。この女性が十分に摂取していないとしたら、一体なぜだろう？　数頁先に答えがあった。体内の亜鉛が高いからだった。亜鉛も正常な細胞機能には不可欠だが、過剰になると銅を放出するように働くのである。彼女は亜鉛過剰のために銅欠乏に陥ったのだ。なるほどと思われるが、ではどうして亜鉛過剰になったのか？

アーメドは患者の部屋へ戻ったが、幾つかの答えと、さらに幾つかの質問を携えてであった。彼女の脱力と平衡失調は、おそらく銅欠乏症によるので、今後何週間かは銅補給剤を飲まなければならないと、アーメドは説明した。しかし、彼女の体内には亜鉛過剰もあるので、その原因を探り当てなければならなかった。亜鉛補給薬とか亜鉛含有カゼ治療薬を飲んではいないだろうか？　そんなものは飲んだことがないと彼女は答えた。幾つかの工場で働いたことはあるが、二〇年以上前のことになる。汚染した井戸水は高濃度の亜鉛を含むことがあるが、彼女は水道水を使っていた。ではこの亜鉛は一体どこからなのか？

アーメドは床頭台の上に、半分空になった入れ歯安定剤のチューブを見つけた。彼はそれを手に取った。こういった接着剤に亜鉛が入ってはいなかったか?

「それには触らないで!」と患者は大声で叫び、突然激怒した。「それは私の唯一の慰め。それだけが食べられる方法なのに、私から取り上げようとなさるの? だめ。下に置いて」。彼女の顔は恐れと苛立ちが露わだった。

その接着剤を使っても、彼女の入れ歯がうまく合っていないことにアーメドは気づいていた。よく起こることである。歯をごっそり取り去ると顎骨が後退するので、うまく合うためには、入れ歯を数年に一度取り換えねばならないことが多い。安定剤はどれだけ使いますかとアーメドは聞いた。とても多くよと、彼女は答えた。彼女はチューブ一本を、ほぼ毎日使っていた。一週間で五、六本使うのだった。

これが原因だった。指示通りに使うと、一本の安定剤で一ヵ月以上はもつのである。入れ歯が合わなかったので、固定するために推薦の量よりも多く必要だった。ずっと多く。しかも、彼女はこれを何年もやっていたのである。

アーメドが問題を解決してから一年半後に、私は患者と話す機会があった。彼女は新しい入れ歯を買う余裕がないままだったが、亜鉛を含有していない入れ歯安定剤を使っていた。白血球数は正常に戻っており、気分も良くなっていた。病院に行く前に苦しめられた消えることのない疲労感はもはやなかったが、今でも多くの手助けがなければ歩けなかった。理学療法を継続していたが、神経損傷は永久に残るかもしれない。

アーメドは、わずかではあるがこの患者の示した進歩に力を得たが、同じ問題に悩んでいる人が他にもいるのではないかと心配していると言った。そして続けた。「入れ歯安定剤によるこの種の毒性に関しては、三つの報告しかないのです。これはそれほど稀ということでしょうか、それとも稀にしか診断されていないということでしょうか？　私に分かることといえば、今ではこの毒性を探そうとしていますが、かつてはそれをしなかったということです」。

抗しがたい脱力

医者が病室に入ってきたので、その白髪の男性患者は新聞から目を離して見上げた。その目は明るい青色であり、温かくて幾分歪んだ笑みがパッと顔に浮かんだ。医者が自己紹介をした後に、「すいません。立てないのです」と、彼は礼儀正しく言った。「両脚ともに弱ってしまいました」。感染症専門医である女医のメルセジタス・ヴィリャヌエヴァ医師は、笑顔を返した後で、脚の弱さについて話してくれるように頼んだ。

患者は七七歳だった。彼は一週間前の七月四日（米国独立記念日）までの人生では、一日たりとも病気をしたことがなかった。その日は妻の誕生日でもあったので、子どもや孫たちが、彼の家のプールで一日を過ごそうとやって来ていた。午後遅くになって、彼は家族の夕食を作り始めるために立ち上がろうとした。「私は料理のほとんどを受け持っているのです、特に休日には」と、彼はヴィリャヌエヴァに少しなまりのある口調で話した。「私はハンガリー人なので、家庭料理を作るのが好きなのですよ」。しかしその午後遅く、椅子から立ち上がるのがなぜか難しいことに気づき、彼は驚いた。手助けしようと急いで近づいてきた息子たちに、何でもないと言いながら必死で立ち上がって、一人で何とか台所まで足を進めた。しかし、その晩はとうとう料理を作れなかった。そして、それ以降もこの状態は続いている。週末には筋力が全くなくなってしまった。「一歩も歩くことがかなわなくなりました。どうしようもありませんでした」と彼は言った。彼の顔に傾《かし》いだ笑みがゆっくりと広がった。「妻が病院に行けと言い張ったのです」。

しばらくして、患者は右膝、左肘、さらに両足に痛みと腫れをきたしていた。しかし、こういった節々《ふしぶし》の痛みは何ら新しいものではないのだと、彼は付け加えた。けれど、脱力のほうは今まで起こったことがないものだけに少々気になった。

患者はタバコを吸わなかった。お酒は晩餐時に大抵一、二杯のワインを飲んだ。唯一の医学的問題は高血圧症だったが、毎日の服薬でうまく管理されていた。

救急室では、三八・九度あった。右膝は赤く、温かく、著しく腫れていて、それは水風船のようにぐにゃぐにゃした柔らかい肉のようだった。右足、左足の親指、さらに左肘も赤く腫れていた。両腕と両肩の筋力は正常だったが、両脚の筋力はとても弱くて、寝ていてそれらを持ち上げるのはほとんどかなわなかった。

神経内科に対診することになった。両脚ともに筋力が喪失しているということは、問題の箇所が脳(左と右が別々になっている)にあるわけではなく、脊椎または両下肢の神経にあるということになる。この二つの可能性を鑑別するために、神経内科医は神経系の別の側面についての検査を行った。つまり知覚の検査である。

彼は先の尖った探針を用いて、患者の両脚を足の指先から大腿まで、次々に軽くチクチクとさせていった。患者は一つ一つの接触ごとにたしかにチクチクされていて、左右差がないことを保証したが、触られている感じ自体が軽微だった。ついで腹部に移った。へそを少し過ぎたあたりで、突然に探針を鋭く感じた。神経学の際立った見事さと快感の一つは、熟練した医師なら問題が生じている正確な位置を、広大で複雑な神経系の中できちんと示せることが多いことである。患者の触感が、鈍的なものから鋭的なものに変わった場所を正確に示せるということは、第一に病変は脊髄を含むということであり、第二にその辺りに病変があるということなのである。

ＭＲＩ所見によって、神経内科医の推察は確認された。すなわち胸郭の底縁の近傍で、脊柱の中に、明るく映るはずの場所に暗い斑点が認められたのである。このことは脊柱の内部ではあるが、脊髄を包む硬膜嚢の外側——硬膜外腔と呼ばれる——に液体貯留があることが示唆される。この液体が脊髄を圧迫し、脱力と知覚低下をきたしていたのである。

この種の液体貯留の一番多い原因は感染症、つまり膿瘍である。治療されないと硬膜外膿瘍は急速に進行し、麻痺を起こし、稀には死に至ることもある。患者には強力な経静脈性抗菌薬が投与され、そして感染症専門医のヴィリャヌエヴァが呼ばれたのである。

患者の話を聞いた後に、彼女は身体診察をした。発熱は続いており、膝は腫れて痛いままだった。しかしヴィリャヌエヴァは、観察されなかったか、重要だと思われなかったために、これまで指摘されてこなかったことにも気づいたのである。それは、彼の左の肘が赤く腫れているだけでなく、その関節自体が幾つかの大きくて硬い、不整形の結節によって著しく歪んでいることだった。彼女はすぐに、これが痛風結節、すなわち重症痛風の結晶性沈着物であることが分かった。脂っこい食事やワインと関連するために、かつては「王様の病気」として知られていた痛風は、老廃物が体内に蓄積した結果であり、間欠的に関節内で沈着すると、痛み・腫れ・炎症という特徴的な発作をきたす。よくある病気だが、この患者の肘に見られるあまりにも顕著な結晶性沈着物は、今日では珍しい所見となっている。今では効果的な薬があるために、炎症発作の繰り返しが予防され、このような奇妙で硬い結節になる結晶性沈着物も生じにくくなっている。

この患者には重症痛風があるようだと、ヴィリャヌエヴァは考えた。それが関節痛の原因のようだとしても、脱力のほうはどうだろうか？　痛風が脱力の原因とはありそうもない話に思えた。液体貯留が認められる脊椎の内側部に痛風が広がるというようなことを、彼女は聞いたことがなかった。

内科チームは、痛みも脱力も感染症によるものではないかと心配したが、ヴィリャヌエヴァも、その考え方は一定筋が通っていると納得した。硬膜外膿瘍は、体内の別の場所――この症例なら関節――に生じた感染症が、血流を介して脊椎に広がって発症するというのが通常である。ところが入院日に行われた血液培養では、いかなる細菌も生えてきていなかった。さらに言えば、ヴィリャヌエヴァの熟練の目には、この患者はそれほど病的には見えず、広汎な感染症にかかっているとは思えなかった。

痛風は感染症を模倣する。発熱、赤くて熱い関節、白血球の上昇は、感染症だけでなく痛風発作の特徴でもある。これは感染症と痛風のどちらなのか？　それともどちらもある？

ヴィリャヌエヴァには、膝の液体に細菌がいるかどうかを確かめる必要があった。もしいるようなら、その細菌が脊椎に広がった可能性はある。検査室からの最終報告では、細菌ではなく、痛風の針のような結晶が認められた。抗痛風治療が開始された。

脊椎の液体も痛風によってもたらされたのか？　そんなことが起こるものか？　ヴィリャヌエヴァはコンピューターの前に座って医学文献を調べてみた。ついに彼女は、脊柱に侵襲した痛風という二つの症例報告を見つけ出した。稀なことだが、起こり得るのである。けれども抗菌薬を中止する前に、この症例でもたしかにそれが起こっていることを証明する必要があった。

時代が違えば、一人の医者が両方の病気の治療を進んでしていたかもしれない。この患者の状態は、この併用療法できわめて好転した。発熱はなくなったし、脱力も改善した。補助具を使ってではあるが、歩けるようにもなった。そうだとはいえ、もし必要がないのであれば、患者を六週間もの抗菌薬治療に追いやることにヴィリャヌエヴァは気乗りがしなかった。これらの薬剤の過剰使用は、耐性菌——あらゆる抗菌薬に抵抗する細菌——の出現の一因となってしまう。これではだめだ。患者には確定診断が必要だった。つまり彼女には、患者の脊椎の液体に何があるかを知る必要があった。

翌日、放射線医がごく少量の液体貯留部に慎重に針を挿入して、血液の混じった液体を数ｃｃ引き抜いた。顕微鏡下に確定診断がなされた。結晶はあったが、細菌はなかった。

患者が帰宅して数週間後に、私は彼を訪れた。結局、彼はこれまでかかりつけ医に、この突発的な疼痛発作を告げたことはなく、したがってその薬も処方されたことがないのが分かった。薬未使用のために、痛風発作は進行性に悪化し、ついに脊椎にまで及んでしまった。あの頃の彼の痛風への対応は、前時代への先祖返りとでも言えるものだった。そして昔の王様同様に、あやうく不具になりかけていた。彼の歩行は未だゆっくりではあったが、日に日に改善していた。まだ料理をしていなかったが、間もなく始めようとしていた。もう間もなく。

長期に及ぶ苦労

妻の運転でヒューストン市の診療所から帰宅した時、その五五歳の男性は「とうとう私の番がやってきたな」と静かに言った。「何言ってるのよ」と、妻はピシャリと言い返した。「私は納得しませんからね。セカンド・オピニオンを求めましょう」。コンピューターソフト開発者で、二人の十代の娘の父親である患者にとって、これはまるで、この一四ヵ月間に及ぶ急速な衰えの終末にも思えた。たくましい男性だったのに、自動車から玄関に行くのに歩行器を必要とする、こんなやせこけた人間になってしまったのだ。

ちょうど二年前の夏は、彼は健康だった。ところがその秋に、ゴールデン・レトリーバーを連れた朝の散歩時間が短くなってきているのに気づいた。三〇分が二〇分となり、そして一〇分に、さらにそれ以下に。彼の足はレンガのような感じだった。冷たく、無感覚で、重かった。公園へのちょっとした散歩や、二階の寝室へ上がることが一大運動になってしまった。

最初に、かかりつけ医に診てもらいに行った。発熱や悪寒はなかった。食欲は良好だったが、体重は減少していた。睡眠は十分取れていた。診察が正常だったのは、医者がゴムのハンマーで彼の膝の前面を叩くまでだった。反応が何も起こらなかったのだ。蹴るような正常反射は起こらなかった。もう一度やってみたが、やはり反応がなかった。医者は足首背部の腱や前腕の靭帯も叩いてみたが、無傷であることを意味するガクンとなる正常反射を引き出すことはできなかった。

そのかかりつけ医は、どう具合悪いのかは分からなかったが、心配だった。そこでさらなる評価のために、神経内科医を紹介してくれた。その神経内科医の診察では、臀部と両脚の筋力低下が著しかった。それに腱反射がどこにも見られなかった。神経内科医は、かかりつけ医の行った血液検査を点検した。筋肉の問題ではなく、甲状腺の問題でもなかった。貧血や感染症や炎症の徴候もなかった。

反射の消失は、患者の筋力低下が、筋肉ではなく神経が原因であることを示唆していた。神経内科医は、神経伝達速度の検査を行った。ごく小さな電極を筋肉に挿入して、筋肉が動く時に神経線維が脳に送る電気刺激を計るのである。患者の筋力低下の部位では、神経組織の細い線が損傷していて、伝達が減速していることが分かった。脊椎穿刺では、脳脊髄液中のタンパクが高値であり、この患者がある種の自己免疫神経症——勝手に行動する抗体によって生じる神経損傷——を持っていることをうかがわせた。神経内科医が最も可能性があると考えた患者の病気は、ギラン・バレー症候群か慢性炎症性脱髄性多発神経症（ＣＩＤＰ）のどちらかだった。

神経内科医はまず、血漿交換——血液循環から抗体を除去する技術——で治療した。この治療法は、ギラン・バレー症候群にもＣＩＤＰにも用いることができる。これは効き目があった。最初の一連の血漿交換に続く数週間は、患者は力が甦ったのを感じた。正常の七〇％近くまで戻ったので、彼は興奮した。しかし、持続はしなかった。最後の治療後二ヵ月経つと、形勢が不利になってきた。平衡感覚がなくなり、二、三度転倒してからは、杖に頼らなければならなくなった。神経内科医は、治療法を免疫グロブリン静注――患者の体を他人の抗体であふれさせる療法――に切り替えた。少しは効き目があったが、患者の筋力はさらに低下し続けた。杖では十分でなくなって、家の外では歩行器を使わねばならなくなった。

治療効果は思ったほどではなかったので、神経内科医は、この重症脱力の原因の可能性を他に求めた。エイズの可能性はないか？　ループスはどうか？　稀ではあるが、白血球の癌ともいえるPOEMS症候群の可能性はないか？　彼はさらに血液検査を行い、骨スキャンで骨を調べたが、新たな所見は見つからなかった。脳や脊椎の画像検査でも、脱力を説明できる異常は認められなかった。治療は血漿交換に戻ることになり、理学療法を受けることになった。両手の動きはぎこちなくなり、摂食が難しくなった。体重も減り続けた。当初は九五キロを少し超えるぐらいだったが、その年の治療後には六八キロにまで減ってしまった。

この壊滅的な疾患と付き合っている間、患者の妻はずっと、弁護士として身に付けた探索的かつ問題解決型の腕前を発揮し、それを夫の病気に応用しようと努力した。彼女は、神経内科医がPOEMS症候群の可能性について言及したことがあるのを思い起こした。POEMS症候群とは、抗体の過剰産生によって起こる症候の頭文字を集めたものであり、多発神経症（体の異なる場所に生じる痛み・筋力低下・知覚喪失）、臓器肥大症、内分泌障害、単クローン性形質細胞増多症（抗体産生細胞の過剰）、皮膚変化から成り立つ（これら五つの症候の頭文字が、それぞれＰＯＥＭＳとなる―訳者注）。しかし、神経内科医自身はこの診断をすでに除外していた。

ＰＯＥＭＳ症候群に関する文献を読み込んだ彼女は、夫に著しく似かよった症例報告に幾つも出くわした。夫には、少なくとも二つの徴候（多発神経症と単クローン性形質細胞増多症）があった。ＰＯＥＭＳではないのですかと、彼女は神経内科医に尋ねた。考えにくいと彼は答えた。極めて稀な病気だし、診断基準にぴったりとは適合しなかった。おまけに当初、彼にＰＯＥＭＳ症候群を思い付かせるに至った抗体の増殖は、ＣＩＤＰの患者にも一〇％に見られるのだった。彼は、「シマウマ」（稀なものの象徴―訳者注）を考えるすべての人々に向けた箴言を引用した。すなわち、よくある病気のめったにない臨床像を見ることのほうが、稀な病気の典型的な臨床像を見ることよりもずっと多いものだ、という箴言である。

患者の妻はこの時、セカンド・オピニオンが必要だと決意し、ヒューストン市のテキサス大学の神経内科医、カジム・シャイフ医師の予約を取った。当該の神経内科医もそれを勧めたのは、ＣＩＤＰでないとなると、それは一体何なのか確信がもてなかったからである。

数週間後に、彼女は夫を連れてシャイフに診てもらいに行った。シャイフは、患者と妻が地獄の年について語るのを傾聴すると、まだ診察もしないうちに最初の診断を下した。「癌だと思います。どんな種類かは分かりませんが、ＭＤアンダーソン癌センターで診てもらうべきだと思いますよ」。患者の妻は、ＰＯＥＭＳ症候群についての自身の考えを伝えた。当てはまるかもしれませんねと、シャイフは合意した。しかし、他の病気の可能性もあった。彼は骨の病変を探すために、ＰＥＴスキャン（陽電子放出断層撮影法）を依頼した。ＰＯＥＭＳ症候群では、抗体を産生する細胞から腫瘍が形成されることが多い。ＰＥＴスキャンは細胞活動を探すものであり、悪性腫瘍は常に異常な細胞を形成しているので光を発することになる。今回は、骨盤骨にごく小さな光った部位が認められたが、今までのスキャンでは小さすぎて見逃されていた腫瘍だった。

患者はＭＤアンダーソン病院に紹介され、そこでＰＯＥＭＳ症候群という最終診断が得られた。最初の治療は効果がなかった。最後のチャンスは幹細胞移植だった。これは難しい治療法であり、赤血球や白血球に成長する元となる幹細胞の試料を貯留した後に、患者はいわば、後に残ったすべてを殺すように設計された強力な化学療法で破砕される。そうなってはじめて、採取された細胞が新たにきれいになった骨髄に再導入され、再増殖できるのである。治療後の長期寛解率は良好であり、一年後九八％、五年後七五％である。

しかしながら、この時点で主治医たちが心配したのは、患者があまりに病弱であり、幹細胞移植や化学療法を乗り切れないのではないかということだった。患者の妻が主張したのは、夫が治療を受けずに座して死を待つよりも、治療による死のリスクを夫に引き受けさせてほしいということだった。患者を診た移植専門腫瘍内科医のムサファル・カジルバッシュ医師は、一八〇センチの体格を車椅子に折り畳んで、四五キロ強にまで縮んでしまったスティーヴン・ホーキング博士のことが頭によぎった。彼は患者を評価し直し、この手技を乗り越えられるかどうかを熟慮し、患者夫婦に同意した。

患者は、移植とその後の多くの合併症を何とか切り抜けた。実にゆっくりとではあるが、彼は順調に回復した。移植四年後には、杖を返上し、自力歩行ができるようになった。そして再び、娘たちを学校の課外行事に車で送って行けるようになった。さらに常勤での復職が可能になった。

彼は自分が幸運な人間であるのが分かっている。保険に入っていたのは幸運だったし、病気と治療を乗り切れたのも幸運だった。そして、彼を決して離そうとしなかった妻がいたことこそ本物の幸運だった。

衰弱

「息子は、いつもこうだったわけではないんですけれどもね」とその女性は言った。彼女は車椅子に括《くく》りつけられたままの息子から、その日焼けしたひたむきな顔をそらし、立ち上がって医者に向き合った。「全くふつうの子だったのです」。ジョエル・エーレンクランツ医師は、その真剣な黒い瞳を、車椅子と動きのない搭乗者に向けた。彼の長く細い脚は車椅子にきつく折り込まれており、また首の力が弱すぎて顎を真っすぐ支えられないかのように、顎が胸の上に置かれていた。隆起した桃色の傷痕が頭皮に残っており、ずいぶん昔の手術の証拠になっていた。顔はやせてやつれており、目はどんよりとして無愛想だった。薄い髪の青白い先端は、ほとんど耳にかかっていなかった。

一三歳で脳腫瘍があるのが分かった。手術と感染症は乗り切った。その後、彼は改善した。理学療法によって再び歩けるように訓練した結果、ついには学校に戻り、友人のもとに戻り、そして自分自身の生活に戻った。しかしその後、さらに手術をすることになり、放射線療法を受けて彼の健康は破綻をきたし始めた。「二五年前のことでした」と母親は言った。「今では、以前の息子の幽霊のようです」。四三歳になるが、もう五年間以上歩いたことはなかった。一〇年間近く、ほとんど話したこともなかった。「当初は完全に回復するだろうと思ったのですが、どういうわけか悪化の一途をたどりました」。長年、多くの医者たちにかかってきた。外科医、神経内科医、内分泌専門医。副腎皮質ステロイド薬を開始する医者もいて、しばらくは効き目があった。甲状腺ホルモンも効果があった。しかし、この進行性の衰退を防ぐものは何もなかったし、十分な説明すらなかった。

ちょうど一年前に、母親は息子を、その両脚の手術のために地域病院へ連れて行った。多年動かさないために彼の筋肉と腱は短縮し、拘縮してしまっていた。手術は、それらを直して彼をもう少し快適にし、また自由に動くようにするためだった。「しかし手術後に、快適さや自由度は一切なくなってしまいました」と母親は話した。二、三日経つと、食べたものをすべて吐いてしまうようになった。どんなに軽く触っても痛がるようになった。「何曜日なのか、どこにいるのかさえ分からなくなりました。私が誰なのかさえ、分かっていたかどうか分かりません。鳴り響く電話を息子の膝に置いたとしても、反応したかどうかすら分かりません」。彼女は、ついに終局が訪れたのではないかと考えた。

その手術の二ヵ月後に、息子を自分たちの家庭医であるデイヴィッド・シャーウッド医師のところに戻したと、彼女はエーレンクランツに話した。コロラド州のさる町で、住人の診療に当たる僅か三人の医者の一人として、シャーウッドはこの患者とその母親を知っており、また二、三年の間、彼らを診療してきた。シャーウッドは、私に次のように語った。「彼のことですが、かなり何回も診療していました。いつもほぼ同じ状態でした。衰弱し、筋力も低下しているのですが、意識は清明でした。自己表現ができなくても、理解はできているのが感じ取れました。彼には脳手術や何やかやの厳しい病歴がありましたが、私にはこういった点で、彼が元の彼なのだと分かっていました。ところが、かなり小さなこの手術を受けた後で彼を診ますと、生命があらかた彼から消え去ってしまったようでした。何かを見逃しているのではないかという勘が働きましたよ」。患者は、地域の何人かの専門医にはすでに診てもらっていたので、シャーウッドは彼らにまた診てもらうように手配する気にはなれなかった。その代わりに彼が指示したのは、最近自分の関心をひいていた内分泌専門医のエーレンクランツに診てもらうために、コロラド州の向こうまで母親に車で行ってもらうことだった。

ここで話の最初に戻るが、母親は話を語り終えると、息子を診てもらうためにはるばるとやって来た医者のほうを期待をこめて見つめた。エーレンクランツは、彼女の長くて複雑な話の際中、一言も発しなかった。ときどき彼は、試練の年月で膨大になった持参記録に目を通した。ほとんどの時間は、患者のほうを眺めていた。

エーレンクランツはここでようやく、旧式の黒い医学カバンに手を伸ばし、聴診器を取り出した。患者の衰えた腕に、血圧計のカフを優しく巻いた。彼の血圧は九〇／七〇と著しく低かった。四十歳代の男性の正常血圧は、一二〇／八〇というところである。「それが手がかりでしたね」と、エーレンクランツは思い起こすのだった。「脳腫瘍やそれに関連したさまざまな手術は、血圧に影響することはありません」。患者の顔と体には、毛がほとんどなかった。最近の手術でできた鼠径部の切開線はうまく治癒していて、発赤や腫脹は認められなかった。

エーレンクランツは、最も顕著な身体所見である低血圧に焦点を当てた。この徴候をきたす最多原因は感染症であった。しかし、ひどい感染症にかかった時に生じるような急性疾患の様相は見られなかった。手術した場所の感染症はないだろうか？　膿瘍——境で仕切られた感染症——なら、この種の潜行性の経過を呈することがある。しかし患者は、医者に手術の傷痕を触られても、痛みの表現を少しも示さなかった。膿をたっぷり含んだ嚢《ふくろ》を示すような塊や隆起も触れなかった。低血圧は、心臓の駆出が十分でない場合にも起こることがある。身体診察では、患者の心臓は正常の大きさであり、弁の欠陥を示すような過剰心音や雑音はなかった。

感染症や心臓病は、可能性はあったものの、どちらもぴったりとはしなかった。エーレンクランツは患者を観察し続けた。「数学の問題を解くようなものです」と、彼は私に語った。「観察し、また観察するのです、そうすると着想が頭にひらめくことがあります」。今回の手術の後は、必須ホルモンであるコーチゾルを欠いているために、生理的危機の状態にあると考えてはどうだろうか？　彼は少量のステロイドホルモンを投与されており、それは生存には十分だったかもしれないが、手術というストレスに対応するには十分ではなかった。嘔気や嘔吐や意識不明瞭さは、ストレスホルモン（コーチゾル）が不十分である症状と考えられる。しかしこのことが、症状の緩徐な悪化をもたらしたのだろうか？　足りないのはストレスホルモンだけではないと考えてはどうだろうか?　彼は、以前は甲状腺ホルモンも服用していた。ストレスホルモンも甲状腺ホルモンもともに、脳の基底にある下垂体という名のごく小さな分泌腺によって制御されている。歴史的には「マスター分泌腺」ともいわれたこの複雑な構造物は、甲状腺ホルモンやストレスホルモン（コーチゾル）の分泌を調整するだけでなく、成長ホルモンや性ホルモン（テストステロン）の調整をも行う。エーレンクランツは、以下のように理屈づけた。一つは、このマスター分泌腺は、患者が何十年も前に受けた放射線療法によって破壊されていた。二つには、彼のその後の衰退に拍車がかかったのは、腫瘍やその手術治癒瘢痕によって脳が破壊されたからではなく、下垂体が喪失したからである。

エーレンクランツは、自分が正しいことをすぐに知ることになった。彼は自分の推論を確かめるために患者に検査室で採血してもらったが、診断には自信があったので治療を始めた。彼は、患者がもはや産生できなくなっている分を補充し、また現状を打開するためにもと考えて、大量のステロイドホルモン用の処方箋を書いた。彼は成長ホルモン、甲状腺ホルモン、さらにテストステロン用の処方箋も書いた。二日後に、患者は初めて「ストレス量」のステロイドを飲んだ。翌朝、母親が息子を見に行ったところ、彼は母親を見上げて「やあ、お母さん」と言い、微笑を浮かべた。鼠径部の手術以来、これが最初の自発的な言葉だった。エーレンクランツは翌週に、自分の診断を確定する検査結果を受け取ったが、患者の母親にはわかり切ったことだった。「先生が正しいということを示すどんな検査も要りませんでした」と彼女は言った。「これらのホルモンを始めた二日後には、手すりは使うけれども立ち上がれるようになりました。手術以来そんなことはできなかったのです」。

一〇ヵ月後の彼は、おしゃべりをし、食事をし、運動もしている。体重も一八キロ増え、顎ひげも生やしている。音楽を聞き、絵を描き、冗談も言うようになった。乗馬さえするようになったが、これは子どもの頃に熱中していたからだった。エーレンクランツは彼のことを、長い長い眠りから覚めた直後のリップ・ヴァン・ウィンクル（米国の同名小説の主人公。酩酊後の一眠り中に世の中が二十年経過してしまう──訳者注）と呼ぶ。彼は未だに車椅子を使っていたが、それは彼の脚と体が、何十年にも及ぶ衰弱によって弱ったままだったからである。その年の感謝祭の少し前に、私は彼と話をした。彼は感謝することがたくさんあると言った。そして、いつの日にか歩けることを確信していた。「いつか近いうちに」と彼は言った。

見逃された信号

救命士たちはドアを勢いよく開けて、混み合う救急室へストレッチャーを押し運んだ。彼らの携帯用無線電話機は肩からぶら下がり、認知症になったオウムのようにやかましい音を立てていた。トリアージ看護師が部屋に誘導すると、彼らは知っていることを大声で話した。「六四歳の男性…脳卒中の既往…脱力と腹痛の訴え」。心拍が遅いとの報告があった。血圧は低すぎて測れなかった。モニターでの心拍数は二〇台（正常は六〇以上）だった。ベルント・ウェルナー医師が大股で歩いてきて、素早く状況を評価した。「アトロピンを一アンプル静注」と彼はきつい物言いをしたが、心拍を速める薬を指示したのだった。

ウェルナーはモニターを眺めたが、平坦な黄色の水平線が続く中に、ごくたまに心拍を示す波形が上乗せされるだけだった。しかしゆっくりとではあるが、心拍と血圧は上昇し始めた。

この間ずっと、患者は意識清明だった。ウェルナーは後に、このあたりのことを私に語ってくれた。彼は患者に、「あなたの心臓の拍動はあまりにもゆっくりです」と説明した。彼は薬で心拍を上昇させておいて、一時間そこそこで到着する循環器内科専門医に、ペースメーカーを挿入してもらおうとした。その間に、心臓の何が具合悪いのかを究明しなければならなかった。

私はこの患者を知っていた。私は彼の内科医であり、彼が脳卒中になってからこの一年間、ずっと彼を診ていたのだった。それ以前の数十年間、彼は医者にかかったことはなかった。彼が私のところに来たのは、大きな脳梗塞が起こって右半身がほぼ不随となり、顔が歪み、発音が不明瞭になった時だった。それでも、その歪んだなりに美しい微笑と優雅な行儀作法のおかげで、彼は私たちの診療所のお気に入りになった。彼はたびたび、キャンディやノースカロライナ州の家族から送られたペカンナッツなどのお土産を、私たちに持参してくれた。経過も良かったので、自分の患者が危篤だと救急室から伝えられた時には驚いてしまった。しかも、救急医たちにはその原因が分からないというのだ。

救急室はいつも通りの混乱ぶりだし、自分たちの周囲もごった返している中で、ウェルナーは自重して静かに腰を降ろし、患者が症状を語るのを傾聴した。患者は不自然なほどゆっくりと話し、まるでスローモーションのようだった。「わたしは、…あるけ…ません」。始まったのは昨日の晩だった。体に力が入らず、身動きがほとんどできなくなった。ウェルナーが口を挟んだ。何らかの胸の痛みはなかったですか？　息切れは？　発熱や寒気は？　嘔吐は？　患者は首を横に振った。彼は血圧とコレステロールを下げる薬を飲んでいた。脳卒中になってからは、喫煙も飲酒もしていなかった。診察では脳卒中の後遺症は認められたが、それ以外には何もなかった。

どうして心拍がこれほど遅いのだろうと、ウェルナーは考えた。定期薬の一つを飲み過ぎたのだろうか？　心臓発作を起こして、彼の心臓に生まれつき備わっているペースメーカーに影響を与えたのだろうか？

答えの一部は、一時間以内にやってきた。検査室から連絡があって、患者の腎臓が働いていないとのことだった。また、カリウム値——身体生化学の必須構成要素で、腎臓で調整される——が危険なほど高かった。カリウムは、身体の要求に細胞ができるだけ円滑に反応するように調整する働きがある。カリウムが過少だと、細胞はどんな刺激にも過剰に反応する。過多の場合は、身体機能が低下する。この患者は身体からカリウムを排泄する薬を与えられ、経過観察のために集中治療室に移された。

腎不全のためにカリウム値が高かったとなると、その腎不全の原因は何だろう？　集中治療室の担当インターンのペリー・スミス医師は、チャートを点検し、患者を診察しながらこの疑問に悩んでいた。薬剤の誤用ではなかった。患者の投薬箱には正しい数の錠剤が入っていた。心臓発作でもなかったのは血液検査が示していた。スミスは何らかの手がかりが得られないものかと、尿検査の結果を探した。どういうわけか、誰も検査室に尿を提出していなかった。尿が作れないほどに腎臓が損傷されたのか？　それを知るのは重要なことになりそうだ。スミスは、患者から採尿するように看護師に頼んだ。

彼女は手ぶらで戻ってきた。患者は排尿できなかったし、看護師は尿を採るためのフォリー・カテーテル、つまり尿道を通って膀胱に辿り着くゴム製の管を挿入することができなかったのである。何かが尿道を塞いでいるのか？　泌尿器科研修医がやっと、カテーテルを膀胱にまで差し込むことができた。尿がどんどん流れ出てきて、二、三リットル近くになった。充満した膀胱がふつうに保持できるのは、その四分の一程度でしかない。泌尿器科研修医はスミスのほうを見た。

「これで、どうして彼の腎臓が働かなかったのかが分かったよね」。

尿道が塞がれていたのは、前立腺によってであった。前立腺は尿道を取り囲んでいて、加齢によってよく起こることだが、肥大すると狭い出口を侵害してさらに狭めてしまい、ついには塞いでしまうので尿が排出されなくなってしまう。閉じ込められた液体は膀胱に充満し、その圧力が腎臓の機能を停止させてしまったのである。

閉塞が解除された数時間後には、腎臓が働き出すにつれてカリウム値は下降し始めた。四時間後には、心拍数は六〇を超えた。おそらく巨大に膨張した膀胱により生じた腹痛も、翌朝までには和らいでいた。三日後に退院した時には、彼のカリウム値と心拍数は正常だったし、腎機能もほぼ回復していた。手術で前立腺を除去するまで、彼は膀胱にまで達しているこのカテーテルを付けておかねばならないだろう。

この事件が発生した最初の日は、私は町から離れていて、自分の患者の事態進行を電話で追跡するしかなかった。この致死的徐脈の原因が前立腺だと聞かされた時、私は胸を強く殴られた感じだった。前立腺肥大は私が先に見つけるべきだったのに、そうしなかったという思いだった。私たち内科医の仕事は急性疾患を診断・治療し、その他の疾患をも探し、また予防することである。私たちの患者を病院の外で健康に保つのは自分たちの仕事であると、私は研修医に冗談めかして指導している。もしそうなら、私は失敗してしまったのだ。

疾患探索の構成要素は二つある。一つは身体診察である。もう一つは全身点検表として知られているものであり、一連の質問を用いて、患者が罹患しやすい疾患の症候を引き出す方法である。この患者には、高血圧症、高コレステロール、そして脳卒中の既往があるので、心臓発作、脳卒中の再発、さらに彼の年代の多くの男性に見られる前立腺問題、これらのリスクが高いと考えられる。定期診察毎に、私はこれらのことを尋ねるべきだったし、年に一度は直腸診をして、前立腺の大きさを評価し、癌を探すべきだった。患者のチャートを後で見直すと、私が関心と診察を直近の課題に限定し、彼が直面するその他の幾つかの危険性を見逃していたことが分かる。

私は彼に、排尿に問題がないかを尋ねたことがあったが、いいえと彼は答えている。彼が嘘をついたとは思わないし、多分つかなかっただろう。ひょっとしたら彼は、排尿困難を脳卒中によって奪われた能力の一つだと受け取っていたのかもしれない。脳卒中による損傷のかなり多くは、はっきりと分かって隠しようがない。私が思うに、彼は排尿困難という障害を、なんとか内密に保てるのではないかと感じていたのではないか。

そして、彼が難儀を何ら訴えなかった期間、私は血圧とコレステロールの管理、内科的な問題についての教育、薬物の処方、さらに移動とリハビリテーションの手配に、外来訪問の焦点を絞って満足していた。その他のすべてのことは、これらの差し迫った短期的ニーズが管理できてから関心を向けるべき長期目標だと判断していた。こうした実践は皆さんにも理解が得られると思うのだが、その姿勢が彼を殺しかけたのである。医療実践は均衡——緊急の利益と長期利益との兼ね合い——を図る行為である。この症例は、そのような均衡が損なわれると何が起こるかを如実に思い出させてくれる。

入院中の患者を私は訪問しなかった。ふつうならそうするのだが、私が自分自身に腹立っているように、彼も私のことを怒っているだろうと気にしたのだ。翌週に彼を診察した。「本当にごめんなさいね」という言葉から私は話し始めた。彼は最高の笑みを浮かべて私の手を握った。「気にしないで」と彼が話す言葉は、まだ不明瞭とはいえ、正常なリズムに戻っていた。彼はポケットに手を伸ばし、ノースカロライナ由来のペカンナッツを何個か取り出し、私にくれた。私はありがたくいただいた。きっと許してくれたのだと思う。

訳者あとがき

原著の基は緒言にあるように、ニューヨーク・タイムズ・マガジンの『Diagnosis（診断）』というコラムへの連載記事である。このニューヨーク・タイムズ・マガジンというのは、日刊新聞であるニューヨーク・タイムズの日曜版の別冊という代物である。したがって週刊なのだが、著者のリサ・サンダース先生は今も、二週に一回くらいのペースで掲載を続けている。http://www.nytimes.com/column/diagnosis にアクセスすれば、生の原稿を購買できる。これらの記事は先生が実際に経験したものも一部あるが、その他は、先生のところに全米中から届けられた症例を一般読者用に彼女が加工したものである。

原著は、これらの大量の連載記事のうち、とりわけ医学的謎解きに適した症例をサンダース先生自身が選んだものである。緒言の一症例を加えると、全部で五四症例になる。八つの症状が取り上げられ、それぞれ六～八症例が収められている。診断推論の常として、症状と診断は直線ではつながらない。まして本書は難問集であるから、診断はてんでばらばらの方向を向いてしまうという案配である。それが実際の臨床の妙味であり、その謎解きが本書の魅力なのである。

サンダース先生はイェール大学医学部を卒業し、同大学プライマリ・ケア内科で研修を終え、現在もその現役教官である。彼女は医学部入学以前に多年テレビ報道の仕事をしており、医学関連番組にも多く関わっていた。その間にエミー賞を受賞しており、一般視聴者への目線と表現法はその頃に磨き上げられたものと推察される。

翻訳作業の時期は、世界的なコロナ禍と重なった。なかでも米国が感染者数や死亡者数で突出しており、トランプ前大統領の科学的無頓着とともに極めて印象深かった。世界の医療・看護を牽引する従来の米国の指導的姿勢はどこに行ってしまったのだろうかと、懐疑が尽きなかった。しかし、コロナ関連のきちんとした論文数はやはり頭抜けているし、ワクチンの臨床試験のボランティア数に事欠かないのは頼もしい限りである。と思っていたら、有効で安全と評価されるワクチンを早々と二種類も製造し、さすがに医薬技術の底力を見せつけてくれることになった。しかも話を少し加えると、これらのワクチンを接種開始後、数例に重症アレルギー反応が生じたが、数日にして原因抗原を特定したようである。実は同じ重症アレルギーが本書でも取り上げられているのだが、その症例では確定診断までに二年以上もかかっている。状況が全く違うとはいえ、米国の威信がかかった際の俊敏さに驚かされる。

ちょうど第四章の「息ができない」を訳出していたときに、例の事件が起きた。ミネソタ州のミネアポリスでの白人警官による黒人暴行死である。警官たちの行動が撮影されており、一警官の膝による圧迫で息ができなくなった黒人が、I can't breathe と叫んでいる映像が放映された。今回のＢＬＭ（Black Lives Matter：黒人の命は大切）運動の始まりだった（初回は二〇一三年）。

もとより、この章に含まれる六症例とは何の関連もないが、I can't breathe の声が響いて訳出が進まなくなってしまった。

さて五四症例を俯瞰してみると、ほとんどが救急室を経由していることが分かる。すべてが診断困難例だから、救急室内で診断が確定・完結することは例外的だが、救急医療が米国式近代医療の基本であることが透けて見える。それとともに、かかりつけ医や専門医、長老医だけでなく、研修医や若手医師が一緒に、診断に大いに関わっているのが分かる。米国の誇るグループ開業や、教育病院でのチーム医療や臨床教育の躍動美である。時には看護師、稀には患者・家族も診断に加わる。しかし、それにもかかわらず誤診が発生し、それが長く継続する逆説が見事に描かれている。

コンピューターの利用が目立つ。医者も患者も、診断にコンピューターを活用している姿が繰り返し描かれる。二〇一九年の夏に、サンダース先生が登場するドキュメンタリー風番組がネットフリックス（Netflix）で配信された。同じくニューヨーク・タイムズ・マガジンのコラム記事が基になっているらしいが、配信された七症例がいずれも相当に稀な難病だけあって、ここでもコンピューターが大活躍である。未診断の患者のプロフィールが紹介されるや、文字通り世界中から、時には患者のもとに直接に、数日で数百のメールが届くこともある。当該患者は医療者ではないから、医学知識の不足に困惑することもあるので、サンダース先生が助力するという構図である。なおこの七症例は、本書の五四症例とは重なっていない。

本書でサンダース先生は、「私」として頻繁に登場する。なかには主治医のことがあり、これはすぐに分かるが、文脈によっては「この私って誰のこと?」と思わされる場面がある。出現が不意の場合には特にそうなので、「本書の著者である私」とでもお節介を入れたくなることがあったが、すべて原著通り「私」とだけ訳させてもらった。本書で「私」と訳されていて、サンダース先生でないことはまずないので、読者には、「私＝サンダース先生」と受け取ってもらって差し支えない。適切な比喩でないかもしれないが、ヒッチコック映画張りの制作者の突然の登場を楽しんでいただきたい。

医学的診断困難例を一般読者に「読み物」として提供するのは、楽しくはあれ、さまざまな配慮を要するが、サンダース先生は楽々とこなしているように見える。自身の個人史や経験がうまく結晶しているのであろう。翻訳全体は比較的順調に進んだのだが、当然ながら時には医学的疑問にぶつかった。手持ちの医学書で解決しない場合は、職場の後輩にあたる酒見英太医師（洛和会音羽病院副院長兼、洛和会京都医学教育センター所長）に相談した。ほとんどはそれで解決したが、なお解けない場合が稀にあり、サンダース先生自身に相談したこともある。その上で、原著に若干の訂正を加えさせていただいた。本書の性格上、分かりやすさが大切であると思われるので、たまには意訳をしたり、訳者注を追加したりもしている。

また文学的修飾とでもいうべき箇所で、一読では不明な場合があり、「読書百遍意自ずから通ず」の姿勢を貫こうとしたが果たせず、結局のところ、編集の田辺肇さんの力を借りることになったこともある。謝して記しておきたい。

訳者は古参ながら現役の医者・教師なので、職場の内外に、若手の医者や看護師、医学生や看護学生が大勢いる。そこで彼、彼女らの学習に資するために、この欄の最後に、五四症例の診断名を列挙させていただくことをお許し願いたい。

緒言　甲状腺機能亢進症（甲状腺クリーゼ）。**第一章**　ロッキー山紅斑熱、肝血管腫、シュニッツラー症候群、レミエール症候群、アレルギー性間質性腎炎、発疹チフス。**第二章**　遺伝性血管浮腫、シガテラ中毒、オルニチントランスカルバミラーゼ欠損症、メッケル憩室による腸重積症、デスモプレシンによる低ナトリウム血症、家族性地中海熱、ウィップル病、全身性肥満細胞症。**第三章**　外傷性硬膜動静脈瘻、多発血管炎性肉芽腫症、帯状疱疹、猫ひっかき熱（病）、脳膿瘍をきたした肺動静脈奇形を合併した遺伝性出血性毛細血管拡張症、三叉神経痛、持続性片側頭痛。**第四章**　哺乳動物肉アレルギー、収縮性心膜炎、胸郭出口症候群、リピトールによる間質性肺炎、たこつぼ型心筋症、月経随伴性気胸。**第五章**　腫瘍（卵巣奇形腫）随伴性症候群、特発性低髄液圧症候群、多飲による低ナトリウム血症、チョウセンアサガオ中毒、うつ病を伴った卵巣癌、ハンチントン病、褐色細胞腫とコンサータによる精神病。**第六章**　エクスタシーによる低ナトリウム血症、カタプレキシー（情動脱力発作）を伴うナルコレプシー（居眠り病）、寒冷（誘発性）じん麻疹、「卵円孔開存」によるPercheron動脈閉塞症、巨細胞心筋炎、肺動静脈奇形を合併した遺伝性出血性毛細血管拡張症。**第七章**　シイタケ皮膚炎、ポリエチレングリコールアレルギー、ヒドララジンによるビタミンB6欠乏症とペラグラ、イブプロフェンによるスティーブンス・ジョンソン症候群、ヒストプラズマ症、ライムジュースによる植物光線皮膚炎。**第八章**乳児ボツリヌス症、甲状腺機能亢進症に伴う周期性四肢麻痺、入れ歯安定剤による亜鉛中毒（と銅欠乏症）、脊柱侵襲性痛風、ＰＯＥＭＳ症候群、下垂体不全、前立腺肥大による高カリウム血症。

訳者略歴

松村理司（まつむら・ただし）

1974年京都大学医学部卒業。京都大学結核胸部疾患研究所胸部外科、国立療養所岐阜病院外科、京都市立病院呼吸器科、市立舞鶴市民病院内科勤務を経て、2004年洛和会音羽病院院長。2013年洛和会総長。

2015年洛和会京都厚生学校学校長（兼務）。

国立がんセンター、沖縄県立中部病院、米国バファロー総合病院・コロラド州立大学病院で臨床研修。京都大学医学部臨床教授。FACP（米国内科学会フェロー）・同会名誉フェロー。

主な編著書：『"大リーガー医"に学ぶ』医学書院、2002年。『地域医療は再生する』医学書院、2010年。『患者はだれでも物語る』ゆみる出版、2012年。

医療監修：『総合診療医ドクターG』NHK、2009～2018年。

（連絡先）

〒606-8062　京都市山科区音羽珍事町2番地　洛和会音羽病院
rakuwadr002@rakuwadr.com

診断
謎の症状を追う医学ミステリー

2021年３月30日　初版第１刷発行
2021年７月20日　　　第２刷発行

発行者　田辺　肇

発行所　株式会社　ゆみる出版
東京都新宿区新宿1-7-10-504電話03(3352)2313・振替00120-6-37316

印刷・製本：モリモト印刷（株）

ISBN978-4-946509-56-8